# Aprendiendo del cáncer

## GALIA SEFCHOVICH

Lecciones de vida
para transformar
la experiencia

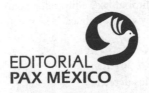

EDITORIAL
**PAX MÉXICO**

Amigo lector:

La obra que usted tiene en sus manos es muy valiosa, pues el autor vertió en ella conocimientos, experiencia y años de trabajo. El editor ha procurado dar una presentación digna a su contenido y pone su empeño y recursos para difundirla ampliamente, por medio de su red de comercialización.

Cuando usted fotocopia este libro, o adquiere una copia "pirata", el autor y el editor dejan de percibir lo que les permite recuperar la inversión que han realizado, y ello fomenta el desaliento de la creación de nuevas obras.

La reproducción no autorizada de obras protegidas por el derecho de autor, además de ser un delito, daña la creatividad y limita la difusión de la cultura.

Si usted necesita un ejemplar del libro y no le es posible conseguirlo, le rogamos hacérnoslo saber. No dude en comunicarse con nosotros.

EDITORIAL PAX MÉXICO

COORDINACIÓN EDITORIAL: Matilde Schoenfeld
PORTADA: Matilde Schoenfeld

© 1999, 2005 Editorial Pax México, Librería Carlos Cesarman, S.A.
            Av. Cuauhtémoc 1430
            Col. Santa Cruz Atoyac
            México, D.F. 03310
            Teléfono: 5605 7677
            Fax: 5605 7600
            editorialpax@editorialpax.com
            www.editorialpax.com

Segunda edición
ISBN 978-968-860-791-6
Reservados todos los derechos
Impreso en México / *Printed in Mexico*

# Índice

# Agradecimientos

Son muchas las personas, además de mi esposo y mis hijos, mis familiares, mi maestro, amigos, colegas, médicos, enfermeras, curanderos, encuentros casuales, autores de libros y de métodos de curación a quienes debo agradecer. De alguna forma están citados en el texto y saben de mi inmensa gratitud.

Durante algún tiempo viví con la fuerte necesidad de compartir mi experiencia y devolver lo que había recibido. Era una necesidad personal y una promesa que hice a Juan. No encontraba la manera propicia de hacerlo y escribir me daba miedo, porque me llevaría necesariamente a abrir mi diario personal y a revivir momentos que prefería olvidar, así es que cuando un viejo amigo me sugirió escribir y publicar este testimonio, la manera en que planteó las cosas me puso a pensar sobre esta posibilidad.

Me tomé los meses necesarios para concretar la tarea y ahora sólo puedo agradecer a la vida y a mi editor, el arquitecto Gerardo Gally, la oportunidad que me da para revisar y procesar esta experiencia una vez más. Desde otro lugar se aligera mi espíritu al cumplir con la promesa y la necesidad de compartir con otras personas lo vivido.

De los descubrimientos más significativos que quisiera destacar, está el hecho de haberme encontrado con mi "guerrera interior", es decir con mi fortaleza.

También debo decir que mi búsqueda fue a veces tranquila, otras angustiosa o desesperada, corrí lejos de mí buscando ayuda en otros países o en personas ajenas a mi historia, para finalmente darme cuenta de que las cosas importantes de la vida, como la salud y el amor, están "a menos de mil millas de aquí", es decir en nuestro corazón, en nuestra voluntad, en nuestro amor por nosotros mismos y por los demás, en la fe y la confianza, en la humildad para aprender.

Gracias una vez más a todas las manos luminosas que apoyan mi lucha por la vida.

Gracias, Guichel, amigo del alma, por tus consejos, tu paciencia y por la corrección de estilo del manuscrito.

## Prólogo

De la Perla negra a la Perla blanca

El viaje de las metáforas

A mis amigas Amazonas,
para que puedan "hacer algo con esto"

Acabo de leer la historia de Perla. Conocía la esencia y algunos datos precisos. Pero lo más importante es lo que sentí durante mi relación con la autora, mi amiga querida de más de diez años; diez años que marcan el antes, el durante y el después de la lucha por vivir. La autora, mi hermana gemela, me indicó el camino a seguir cuando me tocó a mí enfrentar la batalla, aunque con distancia y algunas diferencias. Perla es mi "Amazona guerrera" diría yo, y uniría en esta metáfora su imagen y la mía para hablar de la misma realidad que vivimos las dos, el mismo drama o el mismo milagro según la manera de mirar en nuestro espejo o de visualizar la película de estos años clave de nuestras vidas comunes aún viviendo a la distancia de dos continentes.

Siento una fuerte emoción, muchos recuerdos, un torbellino de impresiones, afectos, ideas y un enorme caudal de palabras que surgen de mi cuerpo e invaden mi mente intentando llegar, sobre mi escritorio, a la página apenas blanca.

No puedo sino recordar mi propia búsqueda para encontrar un sentido, y mi propia incredulidad ante la imagen de mi pecho: el mismo, el derecho, el que cortaban las Amazonas. Esta imagen me mostraba el tumor maligno cuando en realidad [quién] era perfectamente saludable. Desde ese momento reencontré mi propia determinación; después de la mastectomía y todo el contexto de la herida, mutilación y pérdida del seno, decidí "hacer algo con todo esto", no dejarme debilitar o afectar por todo lo que la sociedad y los médicos dicen y hacen a propósito del cáncer: fatalidad, maldición, mistificación, fantasma.

Salir del libro de Perla para entrar a mi escritura es como hacer un salto acrobático porque estoy con dos hilos: uno fuera la historia de mi amiga que me afectó y me emocionó desde el principio, todavía más cuando con demasiada coincidencia conocí una aventura del mismo tipo, intensidad, gravedad y todos los colores del arco iris. El otro hilo es precisamente el de dentro, esta misma historia paralela, que a su turno Perla siguió con mucha atención y ternura.

Así, para mí, leer su libro es otra manera de escribir el mío (empecé en el hospital, algunos días después de la mutilación y reconstrucción de mi seno, pero lo dejé inacabado, y ahora oigo mis palabras detrás de las suyas), como si Pachamama pudiera proteger a las amazonas del año 2000, como si tuviera la oportunidad de ver, sentir, entender más cómo se calienta "el frío del verdadero miedo" como ella dice o cómo pasar del negativo al positivo, como yo suelo decir, aceptando la paradoja maravillosa de que de "algo menos" (negativo, triste), puede salir "algo más" (positivo, alegre, impresionante, significativo, irracional, milagroso... ¿quizás?, también evidente, real, tangible, repetible). Y mucho más...

Para mí este libro es un instrumento de autoconocimiento y, a la vez, de exorcismo; un camino de recapitulación, ¡cuántas piedritas blancas en este camino iniciático!, y de transformación: pasar, cambiar, voltear, ¿qué más? Un testimonio de lo que fue y de lo que será a través del sentimiento de presencia fuerte, de presente denso e intenso. Un retrato de las tinieblas de la enfermedad y de la luz de la curación, foto en blanco y negro, pintura realista o surrealista, escultura posmoderna... Un aprendizaje del dolor, la depresión, la debilidad, la culpa, la impotencia, la ansiedad, la desesperación y también el amor, los recursos, la determinación, la convicción, los riesgos, retos y desafíos, todas las fuerzas insospechadas, respuestas fuertes, reales y globales al choque increíble, inexpresable, incomunicable de lo que significa el diagnóstico de cáncer.

Es como una brújula para saber dónde estamos e identificar todas las direcciones de nuestra batalla; un hilo de Ariadna para reconocer el camino que hemos hecho para salir del laberinto; un espejo para reencontrarnos, aceptarnos y querernos; un microscopio para trabajar la búsqueda y el entendimiento; un pozo para calmar nuestra sed y regar nuestra sequía; una ventana para pasar de dentro a fuera y comunicar y compartir una partitura para detener el ruido interior y transformarlo en música y en silencio; una piedra angular para sostener nuestra creación y seguir construyendo; un poema para celebrar la humanidad, el amor y la esperanza.

Este libro no sólo permite aprender sino también enseñar: empuja, ayuda a cada una a encontrar su manera de expresar y comunicar, gritar y cantar, escribir y hablar, no dejar de buscar, no bajar los brazos, no permitir a los demás descifrar nuestras señales, sacar sus lecciones de nuestras creencias, experiencias, intuiciones, conocimientos, encuentros... para imponernos y dirigir nuestra vida, nuestro proceso vital.

Cada una de sus armas sirve para la lucha contra la mentira, la hipocresía, la falsa conciencia, la mala fe. Hemos pasado el momento histórico de las feas metáforas para expresar la enfermedad del cáncer, el secreto, la vergüenza, el tabú. Lo decía Susan Sontag en 1977, y lo vivimos ahora con todas las victorias de la ciencia y de la solidaridad humana. Sentimos y sabemos que hay prevención y curación, medicamentos, lugares y gente; que no somos ni culpables, ni estamos condenadas, y que la palabra cáncer mata tan poco como la realidad de la enfermedad. Todo eso podemos leerlo en la historia de Perla y, como ella dice, no hay que esperar hasta encontrarse en su situación para escucharse, cuidarse y ayudarse.

Perla preciosa, inspiradora inspirada, he puesto mis pasos en tus pasos, recordando al menos las cinco preguntas que me hacía a mí misma cuando me operaron: ¿qué decir, cuándo, cómo, a quién, por qué?, las cuales me contestaste en tu texto con simplicidad y claridad, implicación y generosidad... Yo también intenté regresar a los orígenes: "¿cuándo empezó todo esto?", y me encontré con este mito del principio, tantas hipótesis, quizás, tal vez, por qué no... ¡Qué difícil!, pero qué rico y mucho más, útil e importante, y no sólo para nosotras.

Gracias por añadir a las respuestas conocidas que puedo sospechar sin saber su contenido real, las tuyas, que encontraste en el dolor, en el miedo, en tu manera tan personal de aprovechar todos los componentes de tu historia, todos los recursos de tu entorno, sin jerarquías ni juicios de valor, aceptando las incertidumbres de los medios, así como la certidumbre del resultado.

No tengo tu fe, tu estilo de vida, tu sutil fórmula "sensi-
bilidad/inteligencia"; pero he entendido muy bien la lección
principal de tu aportación, no sólo en cada batalla sucesiva
de tu guerra, sino también en cada paréntesis, historia, dicho, información, acentuación y reflexión. Lo que entendí,
que comparto contigo, es que cada una de nosotras sabe
cuándo, cómo y por qué "hacer algo" con su vida, con su
cáncer, que también es vida, y así alimentar la cadena y en-
riquecerse de lo que se ha dado: una perla más para el gran
collar humano.

GISÉLE AMAR

# Introducción

De polvo eres, y al polvo volverás

*Génesis*

Me encontraba asustada, confundida, adolorida, en un estado de lástima por mí misma, de ambigüedad y desesperación, con verdadera necesidad de consuelo.

Y un día, un amigo me regaló una punta de flecha huichol tallada en cuarzo rosado, montada sobre un bisel de plata, con un símbolo parecido a una flor o una estrella de cinco picos que representa a la planta curativa del peyote, una punta de flecha de esas que se usan no como herramienta sino más bien como talismán de protección, como arma contra las malas influencias.

Después de una larga meditación en grupo, la deslizó suavemente en mi mano y me dijo al oído: ¡guerrera!

En ese preciso instante un rayo de luz penetró en mi cabeza, y comprendí que "quien tiene verdadera necesidad encuentra siempre su camino".

De pronto el mío se desplegaba, se dibujaba con precisión y claridad ante mis ojos, se trataba de una Guerra Sagrada y personal entre la enfermedad y la salud, entre la acción y la inacción, entre la vida y la muerte, entre la pasiva espera de un milagro o el trabajo arduo, tenaz y paciente de contribuir en la medida de lo posible y de la mejor manera a la fabricación de un "milagro personal".

Pude ver lo largo del camino, medir mis fuerzas y la capacidad que tenía para hacer un cambio de actitud, y de paradigma en mi manera de ver la vida y de darle significado, también pasaron frente a mí como en una película mental todos los motivos que tengo para vivir, así que acepté el reto. Después de todo, perder un pecho puede vivirse como un ritual de iniciación, para convertirse en algo más fuerte. Si mi amigo me veía como guerrera, ¿tendría la fuerza de luchar contra el cáncer y convertirme en una?

Pasaron por mi mente una lista interminable de mujeres: algunas místicas, otras reales y verdaderas. Heroínas, mártires, reinas, revolucionarias, poetisas, bailarinas y hasta diosas.

Cuántas posibles direcciones, cuánta inspiración; pero es evidente que no estamos diseñados para ser iguales y cada quien debe construir su propio camino, aun cuando se apoye y alimente de otros modelos. De hecho, es así como se comportan los tumores.

Nunca hay dos iguales, aunque se vean parecidos, cada uno pertenece a su dueña, y cada dueña puede diseñar la ruta de su sanación.

Entendí que mi deseo era curarme y vivir una vida larga y plena, me daba cuenta de que la situación en que estaba no era del todo algo que pudiera controlar. El cáncer se origina de diversas maneras. Una de sus razones puede ser genética, otra quizás sea destino, y una parte es de tipo somático. Hasta cierto punto contribuimos de manera inconsciente a la formación de un tumor. Por esta razón, los medicamentos y las sustancias químicas que en el laboratorio demuestran su efectividad, al ser administrados a cada paciente los resultados y los efectos colaterales son en gran medida impredecibles para los médicos y su éxito depende en mucho de las actitudes de cada paciente. La medicina contra el cáncer debe administrarse de manera personalizada, y en este espacio entre el éxito en el laboratorio y la transformación en el contacto con el cuerpo de cada persona, los pacientes tenemos una oportunidad única para intervenir en el tratamiento y contribuir al mejor desenvolvimiento del mismo, pero ¿cómo?

Nuestra genética parece no estar bajo nuestro control, ni tampoco nuestro destino pero sí podemos revisar la parte oscura de nuestra psique. Ahí es donde se generan las somatizaciones en procesos que se prolongan en el tiempo y pueden rastrearse hasta los días de infancia. También podemos influir en nuestro destino a partir de la intención consciente.

Es posible percibir más esta parte oscura y secreta de nosotros, para poder predecir y controlar lo que nos pasa. Si intentamos comprender los orígenes de la somatización, podemos traer todo lo que ahí sucede al consciente, que es la parte luminosa de nuestra psique, y desde ahí buscar las posibilidades y alternativas para sobrellevar de mejor manera el enfrentamiento al diagnóstico de cáncer y de cualquier otra enfermedad o situación que amenace nuestra vida.

A este proceso de exploración en la parte oscura de la psique y de construcción de alternativas y toma de decisiones para la acción concreta en la parte consciente de la psique, la llamamos sanación.

La sanación de nuestra vida interior a veces puede llegar a convertirse en una curación, pero lo más importante es todo lo que podemos crecer y todo lo que podemos aprender y enseñar a otros durante nuestro transitar por cada una de las batallas del proceso intenso de sanación.

Éste es el relato de un camino más, escrito con la intención de compartir y de ayudar, en él intento describir lo que ha sido mi experiencia, lo que creo que fueron mis tendencias oscuras y autodestructivas y también las creativas y luminosas desde mi infancia hasta hoy.

Este escrito no es una promesa de curación. Tampoco es un libro científico, porque de cáncer sé muy poco; conozco lo estrictamente necesario en relación con mi caso. Me he mantenido "cerrada" a investigar más o leer más porque a veces tiendo de manera hipocondríaca a sentir miedos o síntomas exagerados que no corresponden a mi realidad; sin embargo, creo que he conseguido un nivel importante de sanación, y esto me ha permitido revertir el proceso de la enfermedad, llevar una vida saludable y plena, y a la vez revisar y jerarquizar mi escala de valores. He perdido casi totalmente el miedo a la muerte, he podido abrirme de manera más espontánea y natural en distintos niveles, matices y manifestaciones de amor, he aprendido a dar y recibir con intensidad y esto es lo que necesito compartir.

No veas en este libro una "receta", nunca pienses que tu camino debe ser como éste, que deberías viajar a países extraños o consultar a quienes he consultado. Este libro pretende ser una pequeña brújula, una pequeña luz en el camino, tal vez una mano amiga.

**Encontrarás al final de cada capítulo páginas en blanco.** Son un regalo para ti y puedes escribir en ellas tus reflexiones, un diario, tu experiencia, o puedes dibujar en ellas, pegar recortes u otros objetos, los resultados de tus análisis, tarjetas que recibas de tus familiares y amigos. Pero también puedes arrancarlas, romperlas en pedacitos mientras gritas y sacas tu rabia. Con esos pedacitos puedes hacer un cuadro o un *collage* en otra página del libro o en algún otro lugar.

La energía de la rabia es poderosa y la puedes transformar en algo artístico o estético cuando te sientas más tranquila –de la misma manera se transforma en el cuerpo, por nuestra intención.

La rabia puede ser autodestructiva si la detenemos y la convertimos en depresión silenciosa, pero también puede ser una llave para abrir el torrente de energía que necesitamos para sanar.

Toma de aquí lo que sirva para construir tu propia historia, para andar tu camino personal. Es así como este texto quedará completo y, si es posible, podrá ser compartido con otras personas necesitadas, que tal vez encuentren en tu experiencia apoyos distintos o mejores de los que descubrí en la mía, a fin de ampliar la red de fe, esperanza y amor que tanto necesitamos todos y cada uno de nosotros.

Piensa que, para hacer un camino corto o uno de mil millas, siempre se empieza por el primer paso.

Mi relato empieza aquí, con esta reflexión, vivida en un baño de temazcal en Catemaco, Veracruz, al festejar cinco años de la mastectomía, el día que conocí a Pachamama, y por primera vez canté y dancé con ella y para ella.

Cuando regresé de Veracruz, el manuscrito de este libro ya estaba en proceso y, como es común entre los seres humanos, me olvidé de la experiencia vivida en el temazcal.

Seis meses después, en la búsqueda de un título apropiado, recurrí a la preciosa punta de flecha, la colgué de mi cuello como se cuelga un talismán cuando se necesita inspiración y me entregué a la tarea de buscar.

Escribí interminables tormentas de ideas, recorrí lugares, pedí opiniones, leí sobre mitos y guerreras hasta que llegué a un estado de confusión que podría describir como "sin título".

Un día, mi esposo y yo fuimos a un lugar donde venden libros, música y donde en general hay cosas interesantes. Al estar en ese lugar especial que olía a esencias, libros nuevos y pasteles, recordé a Pachamama, y a los pocos segundos cayó en mis manos el libro de Chamalú Munamauta: *Pachamama. El despertar de la guerrera*. Gracias, Chamalú, por ayudarme a recordar.

Pachamama es el nombre que los incas dan a la Madre Tierra para venerarla.

Pachamama, madre nutricia y protectora que recibes y acompañas a la semilla hasta que germina y le das vida, nos sostienes y alimentas con el fruto de tu esencia y esperas sin prisa hasta que hemos transitado por el mundo el ciclo que nos corresponde construyendo nuestra historia en el intento de crecer. Madre Tierra que nos esperas paciente y generosa para abrazar nuestro cuerpo al final de nuestros días.

En tu seno descansan mi abuela materna y mi suegra. El relato de este pasaje de mi vida que me convirtió en guerrera es un tributo a su memoria, ellas saben bien por qué. Por ello incluyo la siguiente carta a la guerrera que cada una de nosotras lleva en su cuerpo:

*Carta a la guerrera interior*

¡Oh, guerrera! Ayúdame a ser fuerte, fortalece cada punto de mi ser. Que la confianza y la bravura sean los ejes por donde circule la paz que mueva las ruedas de la alegría y el amor. Dame fuerza para desarrollar las cualidades que aún no poseo.

Ayúdame a arrancar todas las espinas de la soberbia y la vanidad, de las flores de mi jardín. Enséñame a ser humilde para ser digna de caminar a tu lado.

Enséñame a respirar en paz y tranquilidad, a dar pasos firmes para no caer en la tierra de la irreverencia.

Ayúdame a enfrentarme a las fieras de la ignorancia que se encuentran en la selva virgen de los instintos inferiores y con la espada del amor y del humor convertirlas en aliadas de mi crecimiento.

Enséñame a cantar con fervor los himnos de consagración y tener el cuerpo ágil y resistente para subir las montañas de los temores y percibir que ellas son pequeñas arrugas de experiencia en la piel de la Madre Tierra, por las cuales podemos alcanzar una visión más amplia de la vida.

Ayúdame a recordar que todos los días el sol derrama un río de luz que alimenta y renueva las células de mi cuerpo, y que bañándome con sus rayos fortifico mi voluntad, mi anhelo de vivir, para así caminar en dirección a la eternidad.[1]

Galia:

Esto que aquí te escribo, para nada da a entender la conmoción que me produjo tu libro. Este constituye la crónica de fe, de amor y de esperanza de una guerrera sin más armas que su entereza, su valentía y su pasión por vivir y por dar a manos llenas.

Muchas mujeres, no sé cuántos millones en el mundo, han sido mutiladas y han padecido el cercenamiento de uno o de sus dos pechos. Pero muy pocas han querido o podido transmitir su experiencia sus temores, angustias, depresiones y encuentros significativos como tú te atreviste a hacerlo. Este libro no sólo comunica amor a la vida sino amor a los cuerpos heridos, vulnerados, que cada día encontramos en nuestro camino, y a quienes damos tan poco amor.

En tu caso, el cáncer se convirtió en motivo para que, de tu pecho abierto, se derramara más y más amor... De tu herida brotó sangre y agua, dolor y esperanza, fe y amor... Te aseguro que tu libro llenará de gratitud a quienes padezcan este drama existencial: el cáncer de todos tan temido. Tú muestras un camino, tu senda, para no tenerle miedo, sino para afrontarlo.

Un beso,

GUICHEL

---

**Nota:** Durante tu lectura notarás que usamos dos tipografías diferentes. La más pequeña corresponde a reflexiones que hice durante el camino y también después, al paso del tiempo, cada vez que he volteado hacia atrás y he encontrado mi historia.

Estas reflexiones pueden ser útiles para ti aunque también pueden no serlo. Puesto que mi intención es ayudar, creo que una lectura personalizada puede servir más a mi objetivo; por lo tanto, si encuentras interesantes estas pistas, úsalas. Pero si no sientes que te sirvan, sáltalas con toda libertad.

# CAPÍTULO 1

# La historia

—Viejo hombre, ¿qué haces tú sentado
aquí? —preguntó la voz.
—Estoy contándome mi propia historia —contes-
tó el leñador.
—¿Y cuál es ésa?

*Fragmento de la Historia de Muskil Gushá*[2]

Quiero hablar de mí, de cómo aprendo y he aprendido.
Quiero recapitular una parte de mi experiencia para aclarar-
me, para compartirla y maravillarme una vez más de la vida
y lo humano.

Me ha servido mucho oír y observar la experiencia viva
de otros, leer sobre sus vidas, de sus luchas y sus fracasos y
con ese afán de servirme y de servir, escribo.

> La autoobservación me ha resultado muy útil para ayu-
> darme a resolver situaciones difíciles. Nos permite cono-
> cer nuestros propios pasos desde temprana edad.

Soy la segunda hija de una familia de cuatro, tengo una hermana mayor y dos hermanos menores, mi lugar es de *sand-
wich*, soy "de enmedio".

Me tardé muchos años en descubrir que ser la parte de
enmedio de un emparedado es ser una buena y nutritiva
parte; durante mucho tiempo sólo veía lo incómodo de estar "atrapada" entre dos "panes".

1

> Uno puede ver cada situación de muchas maneras y conviene hacer el esfuerzo por ver lo positivo, lo negativo y lo interesante de cada una de ellas.

Creo que nací demasiado aprisa. La diferencia de edades entre mi hermana mayor y yo es de apenas un año nueve meses. Sabía desde muy pequeña que llegué anticipadamente a la familia, pues tenía siempre una vaga sensación de incomodidad, aun antes del nacimiento de mi primer hermano, cinco años menor que yo. Esta sensación de incomodidad se fortalecía mientras crecía y oía de mi mamá comentarios como "Te hubiera tenido de todos modos... nadie se queda con un sólo hijo. Además, no tuve hermanas, y siempre quise una hermana para mi primera hija, sólo que no tan pronto." Oír esto fue liberador, porque confirmó esa sensación íntima mía de estar "fuera de lugar".

> Creer siempre en la "vocecita interior" o la intuición personal es importante; a veces cuesta trabajo. Tal vez a ti también te parece útil este esfuerzo.

Me hizo ver que puedo confiar en mí, que estaba en lo correcto, que mi brújula interna sí funciona.

Durante mi infancia los días transcurrían entre juegos de pandilla, travesuras divertidas, momentos de soledad y melancolía. Recuerdo horas enteras de mirar por la ventana imaginando cómo sería la vida de los demás, diálogos interminables entre mis muñecas preferidas y yo. Horas de contemplación en las que descubría mi sensibilidad. No entendía por qué razón vivía intensamente la alegría, el dolor, la aventura y la soledad...

"¿Por qué está tan flaquita, pálida y ojerosa?" Era la pregunta que preocupaba a mi mamá en las visitas al pediatra.

"Están de moda las ojeras, es un rasgo de belleza oriental", contestaba él. Pero me atiborraron de vitaminas y tónicos para abrir el apetito.

Nunca dejé de ser pálida, flaquita y ojerosa, "de estilo oriental", y sí se me abrió el apetito, pero un apetito enorme por ver qué pasaba fuera de la vida familiar y adentro de mí.

Aceptarnos como somos es un aprendizaje importante y necesario, aunque a veces difícil. ¿Qué opinas? ¿En qué medida te aceptas a ti misma?

Imaginaba un lugar en donde se podía comer lo que cada quien quisiera, a la hora que quisiera, como lo quisiera; un lugar donde sacarse buenas calificaciones o hacer tareas limpias y ordenadas no fuera requisito para sentirse querido y aceptado, un lugar para cantar, bailar y vestirse estrafalariamente, según el ánimo de cada día; un lugar desordenado y fantástico cuyo orden sólo yo conocía.

Los domingos en la mañana era el momento perfecto para inventar mi mundo, y meter mis dos piernas en una sola del pijama, dejar la otra como una cola larga y ser reina, princesa, señorita, bruja, serpiente o sirena dentro de ese disfraz tan simple y maravilloso.

Los domingos en la noche vivía horas terribles de angustia: el lunes a la escuela... Tenía que llevar la cuenta de las veces que no hacía la tarea. Cada tres veces me mandaban llamar a la oficina de la directora y ella siempre me decía el mismo discurso haciéndome sentir culpable. Mientras ella hablaba yo pensaba: "¿Cómo es directora si no entiende nada?"

Ella no podía entender mis matemáticas. Después de tres citas en su oficina, mandaban llamar a mis papás. Era lindo que mis papás vinieran al verme al colegio. En realidad sólo iba mi mamá aunque silenciosamente yo siempre esperaba a los dos. Esto era un grito. Un grito desesperado, ése que sólo puede gritar un niño cuando está solo: "¡Necesito tu compañía! ¡Necesito que estés conmigo y que me veas! Y si vas a estar conmigo en el regaño, la culpabilización, la competencia, los cinturonazos o el castigo, no importa. Lo que importa es que estés conmigo... y llenes el vacío".

Tardé mucho tiempo en comprender el daño que me hacía y que produciría en mi relación familiar acercarme a mis padres de esta forma.

> Prueba ubicar de manera precisa tus necesidades personales y, hasta donde te sea posible, procura llenarlas de manera autónoma e independiente.

Sin embargo, era la única manera posible; mi hermana parecía perfecta, obtenía dieces, becas, menciones, era cumplida, responsable y ordenada. Yo no podía ser todo eso. A mí me gustaba bailar frente al espejo, pintar las paredes, hacer mezclas e inventos con medicinas, decorarme con merthiolate o violeta de genciana, usar collares, adornos, prendedores, tener mascotas, pollos, grillos... ¡perros!, puras cosas inútiles, banales. "Cuando seas grande te vas a tener que casar con un fabricante millonario de spray para el cabello o de cosméticos..." "Cuando seas grande vas a ser veterinaria o te vas a ir a vivir a una granja sola... con todos tus animales".

> ¡Cuidado con los pensamientos y las conductas autodestructivas! No tienes que dejarlos entrar en ti y lastimarte.

Cuando seas grande... ¿Por qué tengo yo que saber ahora lo que quiero ser de grande? ¿Por qué tengo que ser algo sólo hasta que sea grande? ¿Por qué no ven que soy alguien ahora?... ¿Y si no crezco? ¿Y si nunca llego a ser grande?...

> Es muy diferente retroalimentarse que juzgarse. La retroalimentación nos ayuda a crecer; pero el juicio negativo destruye nuestra autoestima. Aprende a retroalimentarte en lugar de juzgarte: cambia un pensamiento que te juzga por uno que te ayude a aprender a mejorar, sin hacerte sentir mal.

Mi nombre es el nombre de la mamá de mi padre, ella no llegó a ser muy grande, murió de parto apenas a los 24 años. No tuvo tiempo suficiente ni siquiera para conocer a su nueva bebita.

El miedo, la fantasía terrible de la muerte, de no llegar a ser... En las horas de soledad daba vueltas en mi mente... Y cuando se muere un niño o un abuelito, ¿a dónde va?, ¿en dónde tienen un espacio para ser, para jugar, para pensar, para contemplar las estrellas, oír a los grillos o mirar por las ventanas?... Y ¿qué pasa con los niños flacos, ojerosos, que no hacen las tareas? ¿Hay espacio para niños así, o tampoco caen bien?...

> Respeta tu ritmo personal de desarrollo, trata de no acelerar, violentar, detener o frenar los procesos naturales.

¿Morirse joven es otra vez llegar a un lugar anticipadamente?

Un día me atreví a preguntárselo a mi papá, cuando tenía ocho años. Se acababa de morir mi abuelo materno:

—Morirse es el vacío, la nada... —me respondió—. Es como el número cero, es nada.

Entonces si no soy nada ahora, si estoy en el vacío esperando crecer y me muero... ¿voy a ser eternamente nada?... Yo no quiero ese destino. ¡Me rebelo!

A los nueve años decidí cambiar mi nombre: "yo no quiero llamarme como alguien que se muere joven, quiero el nombre fresco y nuevo de alguien que no conozco ni conoce nadie, quiero construirme un destino y una historia original y mía".

Recaba hasta donde sea posible información clara, precisa y verdadera sobre todo en el caso de los miedos y las fantasía terroríficas.

Ésa fue la primera guerra, según recuerdo. "No voy a ser como mi hermana la perfecta, no voy a ser aburrida y castrante como la escuela, no voy a seguir el plan trazado para mí por otros, porque igual rompí el plan desde el mero principio por haber llegado anticipadamente, no voy a ser como mis hermanos porque no soy hombre y ese destino no me toca. Voy a ser mi propia historia, la que yo invente para mí..."

Toma decisiones, actúa y resuelve sin esperar que otro lo haga por ti.

Esa lucha duró tres años, hasta que en la escuela y la casa, en el club y en todos lados yo era con otro nombre.

De esos años me quedaron experiencias que marcarían mi forma de ser para siempre. Me quedó un placer enorme de saberme fuerte, tenaz y perserverante, con voluntad, capaz de cambiar el rumbo de los acontecimientos y, al mismo tiempo, sentirme especial, diferente. No conocía a nadie que se atreviera a cambiar su nombre, lo cual provocaba los celos de mis hermanos y me distanciaba de los otros sumiéndome en una soledad mayor y llenando mi conciencia de culpa.

Es fascinante asumir el riesgo de ser uno mismo.

¿Cómo me atrevía a provocar pleitos entre mis padres? Tuve que oír durante años a mi madre decir a mi padre: "te lo dije, no era un nombre moderno, yo quería aquel otro..." "A mí también me gustaba, pero tú dijiste que ese nombre no existía..." ¡Qué precio tan alto hay que pagar por atreverse a cambiar, y qué necesario y vital es quererse a pesar de todo y de todos!

Es importante cambiar el concepto de culpa por responsabilidad. La culpa hace daño y paraliza, atormenta. La responsabilidad es un camino de crecimiento.

Quería salirme de la escuela, llevarme a dos o tres buenas amigas y correr lejos de ahí. Tenía la certeza absoluta de lo que no se debe hacer para educar a nadie. La escuela y sus maestros para mí representaban eso que no debe ser. El patio y los amigos, las travesuras con los vecinos y las pandillas, ¡una posibilidad! Decidí trabajar como guía voluntaria en un movimiento juvenil a los trece años.

Conserva el amor por ti misma, no en el sentido de vanidad, sino como fortalecimiento constante de la autoestima y la idea de una misma que nos permiten el desarrollo.

Ahí, con mi tropa de niños, podía construir un espacio más flexible y divertido, y tenía un pretexto fantástico para estar fuera los fines de semana y vacacionar en campamentos.

En ese tiempo entré a un taller de pintura conducido por una persona maravillosa que sabía de niños y de sentimientos. Fue mi primer maestro (al menos que yo consideré como uno verdadero).

Todos los viernes por la tarde el ritual de vestirse con ropa cómoda, manchada de pintura, irse sucia de la casa y que eso fuera lo correcto, llegar al jardín con huerto y la terraza con mesas llenas de pinturas, papeles, gises, carboncillos, pintábamos cada quien los que quería, lo que necesitaba en ese momento, ¡y eso era lo correcto!.. El taller era otro planeta. Se parecía mucho a mi isla de la fantasía.

Al salir del taller estaba siempre mi mamá esperándome en el auto para llevarme a casa después de dos horas de viajar entre papeles, fantasías y colores.

El ritual terminaba al llegar a casa: la consigna era bañarse y yo pasaba horas en la tina jugando con la espuma y limpiándome una por una las uñas llenas de todo... Entre el taller, los niños de la tropa y mis mascotas había encontrado mi espacio.

> Busca en tu memoria lugares, situaciones y personas que te hayan ayudado a estar en contacto permanente con tus facetas más luminosas.

Cuántas cosas de las que se viven en la infancia nos marcarán para siempre, las "buenas" y también las "malas", las autodestructivas y las creativas. Todas estas experiencias las guardamos a veces de forma inconsciente y muchas otras parecen enterradas en el más profundo olvido y, sin embargo, desde los rincones oscuros del inconsciente funcionan, emiten sus mensajes para bien y para mal.

En mi pozo de recursos personales, almacené la absurda idea de que un camino fácil para tener el amor y la atención de mis padres y de los adultos en general era poniéndome en situaciones extremas, por fracasos escolares, por pequeños accidentes, somatizaciones o conductas autodestructivas como la falta de apetito, la rebeldía y la poca comunicación, entre otras.

Muchas veces estaba dispuesta a la frustración, incluso al sacrificio, para sentirme querida, necesaria o importante.

También en mi pozo de recursos almacené la maravillosa idea de mí como una guerrera, con fuerza de voluntad y con gran capacidad de autoconservación, con una facilidad enorme para ubicar mis sentimientos y necesidades desde temprana edad y además con la facilidad de inventar caminos y alternativas personales bastante creativas, para satisfacer la mayoría de las veces estas necesidades.

No olvides nunca el humor y las infinitas maneras de darnos placer.

Una combinación extravagante de hipersensibilidad, sentido común, inteligencia y fortaleza.

MI PÁGINA PARA EXPRESARME CON TODA LIBERTAD

MI PÁGINA PARA EXPRESARME CON TODA LIBERTAD

# CAPÍTULO 2

# Preparativos

Aunque parezcan eternos, si sobrevivo
a estos días amargos, reirán por fin
el mundo y mis recuerdos.

KIYOSUKE[3]

Parece que siempre antes de un evento importante hay que hacer ciertos preparativos. Algunas veces no nos damos cuenta y éstos se llevan a cabo de manera casi siempre inconsciente.

Así fue mi entrada vertiginosa a los 40 años. Estaba ocupada y tensa en la desgastante tarea de disolver una relación de amistad y de trabajo que había derivado en una simbiosis patológica y que en aquel entonces me parecía una de las relaciones más importantes de mi vida.

¿De cuántas maneras podríamos cultivar el desapego?

Sentía que perder una amistad de adolescencia y juventud que había sido de crecimiento mutuo, al mismo tiempo que perder un proyecto de trabajo y una sociedad era más de lo que podía manejar y soportar.

Llevaba dos años con inflamación del nervio ciático y había intentado todo para quitarme el dolor. Lo único que no tenía valor de hacer era dar el paso definitivo de la ruptura. Prefería ignorar el motivo real de ese dolor, y atribuirlo a causas solamente orgánicas, o a los achaques relacionados con el cambio de década y la llegada de mi cumpleaños. Para demostrarme que esto era verdad, insistía en proteger y tratar de retener una amistad que ya no podía continuar.

De hecho, conocía todas las teorías de lo que podría causar en mi cuerpo el estado de tensión prolongada. Sabía también que no quería seguir en la situación en la que estaba, pero no podía ver claro lo que sería mi vida después de aquella pérdida. El miedo a lo desconocido, la confusión, el cansancio, los medicamentos para el dolor del ciático, poco a poco fueron debilitándome y, como consecuencia natural de este estado de confusión, empezó la caída que a pesar de mis resistencias me llevaría cada vez más cerca de la parte oscura y desconocida de mi inconsciente.

Me costaba trabajo verme y aceptarme así, tan vulnerable, tan confundida, incapaz de tomar muchas decisiones, con miedo a la soledad, y con la impotencia que da sentirse traicionada.

A pesar de los años de terapia y los que pasé en grupos de crecimiento personal; las horas invertidas en la meditación, las dietas balanceadas o el tai-chi; a pesar de mi gratificante vida familiar y mi desahogada situación económica; del ejercicio y de lo que había sido mi buena condición física, veía dentro de mí cómo poco a poco esta faceta oscura de autodestrucción que se formó en mi psique durante la infancia crecía y ocupaba cada día más espacio...

Aunque tenía todavía una carta más para jugar: la evasión...

Intenté por todos los medios posibles alejarme del dolor físico y emocional, llenando mi agenda de cargas y responsabilidades, hasta el punto de no tener tiempo para estar conmigo ni en la meditación ni en el sueño, ni con la familia, ni con los amigos, en nada...

No pierdas contacto con tu ser interior.

Estaba balancéandome entre la manía y la depresión. Intenté la hipnosis y los antidepresivos. Me fui de viaje a Europa y, después de caminar días enteros sin parar, en Grecia subí a las ruinas montada en un burro. Este "paseo" acabó con mi nervio ciático. El siguiente paso fue regresar a México en silla de ruedas, habiendo suspendido abruptamente el viaje familiar a Europa.

Sin embargo, el episodio de Grecia no fue suficiente. En México los ortopedistas bloquearon el dolor de mi espalda con inyecciones de cortisona. Cada vez que yo intentaba relacionar mi estado emocional con el dolor del ciático, ellos me mostraban las radiografías y me hacían ver todas las causas reales de este dolor, afirmando que sólo con una cirugía de la cuarta vértebra lumbar podrían corregir este dolor. Cuando les hablaba de mi estado emocional y la relación con el dolor, ellos no lo tomaban en serio, les parecían hipótesis simplistas y no confirmadas: lo concreto eran las radiografías.

> Cada situación se compone de muchos y diversos eventos. Conviene hacer el intento de reconocerlos de manera consciente.

En terapia, las interpretaciones que los analistas daban se referían a mi poca tolerancia a la frustración, argumentando que si las cosas no eran exactamente como yo las quería en ese preciso instante, entonces yo hacía berrinches y exageraba convirtiendo un dolor de origen mecánico en algo demasiado grande y complejo.

La única persona de mi alrededor que me confortaba y me hacía ver las cosas de otro modo, era mi pareja; pero era tan grande mi confusión que aunque mi vocecita interior me decía que él tenía razón, yo me habría sometido a la cirugía del disco si él no lo hubiera impedido de forma tan rotunda. Este dolor se quitó con reposo cuando acepté de manera consciente mi situación.

Busca la ayuda pertinente para cada situación.

Un día, estando en Canadá en un congreso, al bañarme sentí una bolita en el pecho. Por una fracción de segundo tomé contacto verdadero con mi cuerpo y supe de inmediato que algo no estaba bien. Al llegar del congreso, unos días después, fui a ver al que entonces era mi ginecólogo. Él, al igual que yo, estaba pasando por una temporada difícil y tenía fuertes dolores de ciático, me hizo un ultrasonido en el consultorio y me diagnosticó líquido, prolactina, debido a alguno de los medicamentos que estaba tomando.

Para mi estado emocional, creer que este diagnóstico era correcto parecía ser el mejor camino. Después de todo, él era el experto y un segundo de conciencia en la regadera era poco, así que le creí.

Trata de no evadirte, confía en tu ser interior, a pesar de todo.

Ahora sí estaba a merced de la faceta más oscura y autodestructiva de mi niñita interior, no sólo por el miedo a enfrentar mi situación, sino también porque la fuente de amor que tenía que emanar de mí a través de mi autoestima y de la fe en mí misma, se había secado.

¡Cuidado!

En cierta medida había dejado de ser creativa y esto es el equivalente a entrar en un estado de *impasse* o rigidez que causa entropía.

Haz lo posible por mantenerte creativa aportando e innovando desde las cosas y decisiones simples hasta las más complicadas.

MI PÁGINA PARA EXPRESARME CON TODA LIBERTAD

MI PÁGINA PARA EXPRESARME CON TODA LIBERTAD

MI PÁGINA PARA EXPRESARME CON TODA LIBERTAD

# CAPÍTULO 3

# Iniciación

Si alguien ama una flor de la que no
existe más que un solo ejemplar entre
millones y millones de estrellas, esto es
suficiente para que sea feliz cuando
mira las estrellas.

ANTOINE DE SAINT EXUPÉRY[4]

No quiero hacer este recuento desde la culpa; la vida es así, a veces nos equivocamos y el error puede ser un gran maestro. Tampoco lo que necesito transmitir tiene relación con la autocompasión.

No exijas de ti más de lo que tienes para ti misma y para los demás, sólo somos lo que somos.

Es algo muy simple: estoy convencida de que mi cuerpo generó un tumor maligno en mi pecho como una llamada de atención. En realidad, me había estado mandando muchas señales que yo no supe escuchar.

En el transcurso del tiempo, gracias a diversas lecturas y al contacto con personas que han vivido una experiencia similar a la mía, pude descubrir un común denominador. A saber, que casi siempre, durante un período de dos años, por lo menos, antes de la aparición de un tumor, los pacientes han sufrido grandes tensiones y pérdidas o duelos no procesados.

> Tenernos lástima es como una ponchadura en el alma; drena la energía y nos debilita, es inútil.

Se establece un círculo vicioso, ya que los problemas del presente se enganchan con las estructuras oscuras y autodestructivas de la psique cuando nos encontramos en un momento de dolor y confusión, lo que obnubila la posibilidad de ver nuestra parte luminosa, nuestros otros recursos.

> No temas a la expresión del llanto o del dolor, no acumules o te aguantes las lágrimas. ¿Te das cuenta de que éstas son todo un lenguaje?

Enmedio de la confusión se vuelve imposible establecer un contacto con nuestro ser interior saludable, predomina la inseguridad y no la autoestima, y se cierran los canales perceptivos encargados de captar la energía positiva de quienes nos quieren.

Para mí, el cáncer es la pérdida de la capacidad de dar y recibir AMOR en cualquiera de sus manifestaciones, desde las más simples y cotidianas hasta las más trascendentes y sublimes.

> Tampoco te quedes estacionada en el dolor o en el llanto, mantente en el movimiento sin olvidar tus partes luminosas. La vida no es solamente blanco o negro, existe una enorme gama de grises, intensidades y matices, ¿cómo puedes aprovecharlas mejor?

Estaba enferma de AMOR, había amamantado una relación y un proyecto que me exigían más de lo que tenía para dar. Me había salido de mí misma mucho más lejos de lo que podía soportar.

> Sólo para reflexionar y revisar lo que damos, lo que nos damos y lo que recibimos.

El tumor en el pecho no era sólo casualidad, tampoco castigo divino o destino, ni siquiera herencia, porque en mi familia no ha habido otro caso de cáncer mamario. En mi caso, este tumor se componía de eventos emocionales y orgánicos que se conjuntaron y prolongaron en el tiempo más de lo necesario, que resonaban y se enganchaban con mi historia personal desde niña y quizás antes.

Estaba frente a la situación más difícil de mi vida, en un momento de gran confusión y vulnerabilidad. Para resolverla, sólo tenía dos alternativas. Me dejaba llevar por el camino de la enfermedad hasta la muerte... o me preparaba para la GUERRA que suponía enfrentarme a esta niñita autodestructiva y berrinchuda, de una vez y para siempre. Por primera vez sentí el frío del verdadero miedo.

> Hablar de "la guerra" me lleva a la idea de sentirme en el proceso de lograr metas, no me refiero a la guerra que vemos o quisiéramos no ver, sino a la guerrera que vive dentro de cada una de nosotras y que es capaz de luchar y conseguir su expansión y desarrollo. ¿Has pensado en cómo es tu guerrera? ¿De qué manera puedes evocarla? Llámala.

## El jinete apresurado[5]

Había una vez una persona en el camino, iba bien, pero de pronto se cansó. Entonces se sentó a la orilla del camino y se quedó dormida. Un alacrán venenoso entró por su boca sin que ella se diera cuenta; pero un jinete que pasaba por ahí lo vio, sacó su látigo y comenzó a golpear a la persona las veces que fue necesario, hasta que se despertó y vomitó, echando al alacrán fuera de su cuerpo.

"Nunca supo quién fue el jinete que la golpeó, pero vivió eternamente agradecida".

MI PÁGINA PARA EXPRESARME CON TODA LIBERTAD

CAPÍTULO 4

# La guerra

La ciencia ha de ser una energía refrescante,
vivificante, y únicamente puede llegar a serlo
en el trato estimulante entre amigos con ideas
afines, con los que uno platica y se ejercita en
la aplicación de las verdades vitales.

I CHING[6] (*hexagrama 58*)

## Primera batalla: opciones y decisiones

El miedo tocó la puerta, y cuando la fe abrió
ya no había nada.

*Proverbio*

Mi primera decisión fue sanar.

Sábete capaz de llevar a cabo lo que es importante; en mi
caso decidí sanar, sabía que en el nivel físico podría curarme o quizás no; pero mi mente, mi Ser Interior y mi espíritu dependen de mí –de cada uno de nosotros. Esa parte sanaría.

En este tiempo todavía no me daba cuenta clara de todo lo
que había pasado antes, y mucho menos de la relación que
esas experiencias tenían con el diagnóstico. Los médicos no
querían hablar mucho de eso conmigo, pues su función es
atender la parte orgánica y salvo aquel ginecólogo equivoca-
do y prepotente, todos los otros médicos que he conocido

tanto en México como en el extranjero han hecho siempre su labor con la mejor intención, y les agradezco cada día que hayan decidido —cualquiera que fuera su motivo— vivir sus vidas dentro de los hospitales investigando y tratando de ayudar.

¿Puedes ver lo que recibimos y podemos agradecer? ¿Crees que puedes poner ahí tu atención?

Es cierto que algunos médicos son arrogantes o fríos, hacen su trabajo de forma mecánica e impersonal, nos hacen sentir inútiles y que nuestros cuerpos les pertenecen; pero contradictoriamente, también nos hacen sentir que si el diagnóstico o el tratamiento fracasan es nuestra responsabilidad. No siempre nos explican lo que padecemos, o sus orígenes. Nos hablan en un lenguaje técnico que no comprendemos, o en un lenguaje infantil, como si fuéramos tontos. Jamás nos permiten leer lo que anotan en nuestros expedientes. Uno a veces quisiera algo más de calor humano y empatía, especialmente cuando se intenta comprender a la enfermedad como falta de AMOR.

Afortunadamente, también descubrí que muchos de ellos, especialmente mi médica oncóloga de México, se permiten, al margen de la ciencia, un trato más humano.

Buscar e insistir para ser tratado por la persona correcta para cada quien. ¿No crees que es nuestro derecho?

Ella es una formidable persona, inteligente, sensible y empática (capaz de ponerse en el lugar de otros y comprenderlos profundamente, con objetividad), trabaja en el medio privado y también en el oficial. Quienes no la han tratado creen que es dura. Yo he tenido la gran fortuna de conocerla. Nos comunicamos muy bien desde el principio, sobre todo porque cuando llegué a su consultorio, yo no creía en nada ni en nadie.

> La comunicación con sinceridad entre ambas partes permite una mejor comprensión y ayuda emocional. La mayoría de las veces, si tú te abres, se abrirá el otro. ¿Crees poder abrirte? ¿Crees que la otra persona se abrirá?

Mi primera cita la utilicé para hablar horrores: del ginecólogo, los ortopedistas y neurólogos, de la cortisona, los terapeutas, los homeópatas, los acupunturistas, los hierberos, la hipnosis, los laboratorios y de todo lo que podía.

También le dije que estaba ahí porque no tenía un mejor lugar en dónde estar, y le recordé que dos años antes un amigo mío, que era su paciente, había muerto de cáncer en el hígado. Ella me escuchó con paciencia, pero no se dejó envolver.

> Procura encontrar el apoyo de un médico cálido pero objetivo.

"La médica me explicó de manera muy concreta y precisa: Cuando decimos cáncer hablamos de 300 enfermedades distintas. No es lo mismo en el hígado que en el pecho; para cada caso hay opciones de tratamiento..." Luego se refirió a cada una: cirugía, quimioterapia, radiaciones, hormonas, reconstrucción, efectos colaterales, convalecencia y controles periódicos, entre otros.

Yo le preguntaba sobre chaina, cuarzos, flores de Bach, pastillas de tiburón, gin-seng, limpias, cualquiera que no haga perder el cabello... o que duela. No quiero que me piquen, me da miedo que me saquen sangre, que me operen. No quiero el tumor; pero sí quiero el pecho... ¿No hay maneras menos violentas o agresivas?

A cada una de estas preguntas ella contestaba con absoluto profesionalismo y seriedad: "El cáncer es una enfermedad agresiva, hay que combatirla con armas iguales a su condición".

> Busca el remedio que es proporcional a la situación. Si no sabes, pregunta, lee, infórmate.

Y continuó: "Las otras opciones yo no las manejo y no te las puedo recetar porque no son 'científicas', pero no me opongo a que las uses durante el tratamiento".

> Busca la apertura y la flexibilidad en la medida de lo posible.

Noté que en su oficina tenía un collar de cuentas de ámbar para meditar, se lo pedí y me dediqué a pasar las cuentas una a una mientras ella nos explicaba a mi pareja y a mí lo que en mi caso recomendaba hacer.

> Ve al médico acompañada.

Mi esposo insistía en que se trabajara en equipo, más de un sólo médico, para que hubiera menos margen de error. Ella inmediatamente tomaba el teléfono y pedía citas en hospitales de Los Ángeles, Houston y Nueva York, con médicos y equipos de médicos ya formados, todos ellos prominentes y de toda su confianza, con quienes trabajaba. Siempre estaba abierta y disponible. Esto hacía que mi esposo sintiera que estábamos en el camino correcto.

Recibe con humildad el apoyo de las personas que te quieren. Ejercitar la humildad, aunque a veces sea algo difícil, es un buen ejercicio, ¿no te parece?

Antes de irnos estaba claro que me sometería a todas sus recomendaciones, y también que ella estaba abierta a la posibilidad de que yo buscara otras alternativas, lo que para mí era fundamental, dada mi fascinación y mi compromiso con la meditación, así como con mis amigos de estos grupos. "¿Para qué tienes esto aquí?", le pregunté antes de devolverle su rosario de ámbar de noventa y nueve cuentas. "Para que nos dé suerte a todos", —me dijo. "Para mí eso era estar en el camino correcto". Le creí.

Intenta articular las distintas opciones aunque parezcan opuestas y no hagas lo que no intuyas como correcto.

Es muy importante establecer una relación de confianza y empatía entre el médico y el paciente. También es importante ir al médico acompañado de alguien que nos quiere y está dispuesto a escuchar, preguntar y ayudarnos a decidir; porque cada uno de nosotros es distinto, porque dos cabezas piensan más que una y porque para recuperar la fe es necesario saber y sentir que hay alguien a quien le importamos y que nos quiere mucho. También conviene llevar un papel con las dudas y preguntas que queremos hacer, anotadas de antemano, para no olvidar algo importante.

Mi médica también es mi asesora. No puedo sentir que es mi amiga, porque me cuido mucho de no repetir la historia de mi adolescencia (en relación a la simbiosis) y ahora no me involucro afectivamente más de lo necesario. Al mismo tiempo, siento que ella también se cuida, pues debe ser muy difícil involucrarse afectivamente, es decir, ser juez y parte.

Encuentro un estilo de relación médico-paciente más riguroso y metódico en los hospitales norteamericanos que he conocido, donde también veo que dan menos espacio a la arrogancia y prepotencia de los médicos para tratar a sus pacientes. Creo que el hecho de que los médicos en México tiendan a comportarse con prepotencia tiene que ver con el lugar que les damos en nuestra escala de valores y en nuestra cultura.

> Nuestro cuerpo nos pertenece. No delegues todo el poder sobre él a nadie.

En los hospitales norteamericanos la arrogancia y prepotencia sucede en menor proporción, debido al sistema de trabajo en equipos y a las leyes norteamericanas en relación con las demandas por negligencia médica que sí proceden.

Sin embargo, los pacientes viven la tensión de la presión que ejercen los abogados hacia los médicos y viceversa, lo que torna muy difícil la comunicación espontánea del paciente con su doctor.

Creo que por eso los norteamericanos se ocuparon de introducir en los hospitales las brigadas de voluntarios y los grupos de apoyo, que dan a los pacientes esta parte que los médicos no pueden por miedo a la ley.

Este modelo norteamericano de apoyo exige a los voluntarios haber padecido la enfermedad, o bien haber acompañado de cerca a algún familiar. Los voluntarios se ocupan de dar información sobre las instalaciones del hospital, acompañan a pacientes solitarios a sus consultas y tratamientos, permanecen en las salas de espera conversando con los fa-

miliares o amigos de los pacientes durante los análisis y prue-
bas, pasean por el hospital con sus carritos llenos de café, té,
galletas, revistas, tejidos, cosas para bordar, cuentos para los
niños; entre otras, todas estas cosas se venden a precios muy
económicos y algunas son gratuitas. Los voluntarios tienen
a su cargo el salón de belleza del hospital en el que dan clases de maquillaje, hacen manicura o pedicura a pacientes y
familiares, o regalan pelucas. Asimismo, enseñan en videos
el uso de sombreros apropiados, turbantes o mascadas. Funcionan como traductores de muchos idiomas y así facilitan
la comunicación de los pacientes con el personal médico o
administrativo y, en su caso, legal del hospital.

Pero la función más importante de los voluntarios es como OÍDOS.

Siempre es necesario tener a alguien que pueda escu-
charnos.

Los voluntarios escuchan, organizan pláticas, conferencias,
grupos de apoyo, y a cualquier hora del día o de la noche los
pacientes pueden llamar a la línea telefónica de los voluntarios para encontrarse con alguien cálido y dispuesto a escuchar y hablar. También son los responsables de la capilla y
del servicio de los curas, rabinos y otros dirigentes religiosos;
traen regalos a los niños y a los adultos internos durante las
fiestas, cantan villancicos por todo el hospital, alegrando co-
razones en la navidad, reparten velitas a quienes respetan el
shabat y recuerdan felicitar a cada paciente interno el día de
su cumpleaños.

La mayoría de los voluntarios saben o conocen sobre medicina alternativa. Muchos han utilizado en ellos mismos estos tratamientos, e incluso hay quienes de manera discreta

los recomiendan. Para mí, contar con el apoyo de algunos de ellos fue muy importante.

> Si tienes duda de algo, pregúntale al que sabe y por experiencia conoce.

Tuve la suerte de que una de las enfermeras encargada del piso en el que estuve, sabía de reflexología, cuarzos y cristales, y en las noches entraba de puntillas a mi cuarto, y juntas hacíamos sesiones de sanación (*o healing*).

Para las personas que se están tratando en hospitales norteamericanos interesadas en la medicina alternativa y los relatos de curaciones por la fe, les recomendaría acercarse a algún voluntario o voluntaria con quien sientan identificación y preguntar con discreción lo que necesiten saber, porque no todos ellos están a favor de la medicina alternativa, y porque se le puede prohibir al voluntario que siga trabajando en el hospital si esto llega a ser muy obvio.

En México, el grupo RETO[7] que trabaja en Cancerología ha tomado y adaptado el modelo de las voluntarias del grupo norteamericano "Reach to Recovery" y funciona bastante bien. Personalmente, salvo el tiempo que estuve en el hospital como interna, nunca he pertenecido a ninguno de estos grupos. Conozco amigas que trabajan y participan en ellos, pero para mí no funcionan, aunque para otras sí.

> No hagas lo que otras personas hacen sin escuchar tu voz interior.

Yo preferiría encontrar apoyos, sobre todo aquellos que me permitieran reencontrarme, abrirme al riesgo que supone vivir, amar, dar, recibir, tener fe, aceptar con humildad. No

me gustó la idea de hacer una especie de clan de mastecto-
mizadas del que dependa mi salud o mi participación en la
sociedad.

> Abrirse a la vida supone un riesgo, pero cerrarse a ella es
> también un riesgo; vale la pena reflexionar y elegir el
> riesgo que cada una de nosotras prefiere correr.

En cuanto a la medicina alternativa, debo decir que existe
oro falso puesto que existe el verdadero. Buscar en ese terre-
no pantanoso puede ser contraproducente, porque si bien
hay tratamientos y personas que curan y ayudan, también hay
charlatanes que aprovechan el dolor humano para ganar dinero.

> ¿Crees que sea necesario afinar los sentidos para distin-
> guir entre lo falso y lo verdadero, lo bueno y lo malo, y
> entre las polaridades en general?

¿Cómo distinguirlos? Es un trabajo de búsqueda personal
intensa, pero hay algunos aspectos importantes. Por ejemplo: el exceso de interés en prometer una curación segura, la
relación de estas personas con el dinero, qué y cuánto co-
bran. De hecho, los curanderos constituyen un canal cuántico verdadero y prestan sus servicios de forma gratuita porque no les parece ético cobrar por usar lo que consideran un
don.

Hay mucha literatura que habla de la fe y la buena dis-
posición del paciente. Ésta se ubica en un espacio interme-
dio entre los curanderos, brujos, hierberos y demás, y los
científicos. Es como una mezcla de ambas cosas, algunas
veces difícil de aceptar, otras imposible de negar. En algunos
casos, los investigadores en esta línea pueden hacer sentir al
paciente doblemente culpable. Por haber contraído la enfermedad y además por no ser capaz de curarse a sí mismo. Es-

to es contraproducente, pues los sentimientos negativos como la culpa o la impotencia tienden a tensarnos y deprimirnos, y esto debilita al sistema inmune.

Somos responsables por nuestros cuerpos y por lo que nos pasa, pero ¿habrá manera de asumir esta responsabilidad sin sentirnos invadidos por sentimientos negativos como la culpa?

Yo recomendaría no dejar de leer estas investigaciones ni dejar de probar las opciones que nuestra intuición nos dice que pueden funcionar; por supuesto, no hay que perder ni por un momento la fe y tampoco el sentido de realidad.

La mejor herramienta para mantener el equilibrio entre la fe y el sentido de realidad es cultivar un auto-observador (estar atento a sensaciones, sentimientos y manifestaciones de los lenguajes sutiles del propio cuerpo y de tu interior sin juzgar).

Creo que hay un punto marcado en el tiempo y el espacio de nuestro nacimiento. También hay otro punto marcado para el tiempo y el espacio de nuestra muerte. No es posible cambiar estos dos eventos. La vida es el camino que hacemos entre uno y otro. Podemos caminar en línea recta y así acortaremos la distancia y también el tiempo de la vida; pero tenemos libre albedrío y podemos optar por hacer un camino lleno de líneas que suben y bajan, se enrollan y desenrollan de acuerdo con la intensidad y la calidad de lo que optamos por hacer y por ser. Esto expande en el espacio el tiempo de nuestras vidas. No olvidemos que Jesús y muchos virtuosos tuvieron vidas "cortas", pero muy expandidas, y es tarea personal vivir intensamente y expandir la nuestra.

En una de mis primeras sesiones de terapia de apoyo, llegué al consultorio cargada de miedo y angustia porque tenía una enfermedad terminal. Mi terapeuta me hizo asomarme por la ventana y me pidió describirle en voz alta lo que veía. Pude observar unas mujeres caminando con unos niños y choferes manejando sus carros y también un perrito y dos árboles. Al concluir mi descripción me dijo: "también ellos y yo somos terminales".

Vernos como producto de una historia y sabernos capaces de trascender en nuestros familiares y amigos nos ayuda a comprender la función y el sentido de nuestra vida, la cual tenemos para vivirla de forma creativa y productiva, dando y recibiendo, y con la posibilidad de trascender. Percibirlo así nos alivia el miedo.

En este sentido, estoy convencida de que cada uno de nosotros puede fabricar su milagro personal.

> ¿Qué te parece esta idea? ¿Un milagro personal fabricado por uno mismo?

MI PÁGINA PARA EXPRESARME CON TODA LIBERTAD

## Segunda batalla:
### sentimientos y tratamientos

Todos deben tener dos bolsillos,
de modo que puedan llegar a ser uno
u otro según sus necesidades.
En el bolsillo derecho estarán
las palabras: el mundo fue creado
a causa mía; y en el izquierdo:
yo soy polvo y cenizas.

SIDUR[8]

Antes de iniciar los tratamientos, empezaba a retornar lentamente a mi interior, me daba cuenta de mi rabia oculta bajo la depresión. Comencé a observar el impacto que mi crisis, y ahora el cáncer, habían generado en mis hijos y en mi marido. Tenía claro por primera vez que no era posible seguir adelante cargando los lastres del pasado en cuanto a relaciones y sentimientos, así que por fin rompí de manera voluntaria y definitiva con todo lo que pudiera provocarme dolor o confusión. No permití que vinieran a visitarme personas que no contribuían con verdadero cariño a la construcción de mi nuevo sistema de seguridad, y no me importó para nada que algunos se enojaran.

Manténte en contacto con tu voz interior, más allá de formalismos sociales.

Me miraba a diario diez minutos de frente en el espejo, fijamente a los ojos y en silencio tratando de recuperar el contacto con mi autoestima, tratando de recordar cómo había hecho para vivir treinta y ocho años de mi vida sin depresión.

Trae a la memoria la evocación de la seguridad y la fortaleza.

Me bañaba con calma disfrutando nuevamente de la espuma, los aromas, el sonido sedante y el agua tibia sin miedo a tocarme o a encontrarme bolitas desconocidas.

Busca placer en todas sus formas y niveles de intensidad y nútrete en él.

Antes de la cirugía me dieron dos ciclos de quimioterapia, porque el tumor era grande y estaba muy cerca de la piel y los cirujanos, junto con mi oncóloga, sugirieron reducir el tumor para que la cirugía tuviera mayor margen de éxito.

Esto me dio tiempo para visualizar cómo se veía mi imagen después de la cirugía, y de algún modo para desearla lo antes posible, porque significaba la salud recuperada.

Visualiza (es decir, ve con la mirada interior, con la imaginación). Esto es un recurso poderoso; puede usarse para ver el proceso de curación.

En la regadera empecé a invocar casi sin darme cuenta a mi niñita luminosa, la juguetona, bailadora, encantadora, arriesgada, segura de sí misma, rebelde y creativa.

Recuerda momentos de mucha creatividad.

El día que nos entregaron el resultado de la biopsia, hice junto con mi esposo y mis dos hijos un ritual de limpia colectiva de la depresión, obligándome a contactar con la fuerza del coraje y la rabia reprimidas, porque sabía que esa rabia era el torrente de energía que tenía que activar para tener la fuerza necesaria para enfrentar lo que seguía.

> Usa símbolos y rituales para comunicar a otros niveles del inconsciente tu intención de sanar. Saca los sentimientos que generan energía, para romper la exagerada pasividad de la depresión.

Compré doscientos platos de vidrio barato, y a las once de la noche, los cuatro nos fuimos sigilosos al estacionamiento de la fábrica de mi esposo.

> Ayúdate y ayuda a quien te quiere y apoya.

El ritual se trataba de gritar en nombre de qué frustración o enojo cada uno de nosotros rompería un plato. Cada vez que se daba el grito, se lanzaba un plato contra el muro con toda la fuerza que cada uno pudiera sacar, para oír el estruendo del vidrio al hacerse añicos contra la pared y el piso.

Para mí, simbólicamente se trataba de romper el cascarón de la depresión y estar lista para la guerra. Rompimos uno por uno los doscientos platos y dimos mucho más de doscientos gritos. Al final, cuando ya estábamos exhaustos de romper y gritar, barrimos con mucho cuidado el estacionamiento y enmedio de sonrisas tranquilas nos despedimos del policía que cuidaba la fábrica... Sólo entonces nos percatamos de su asombro, tal vez él también necesitaba alguno que otro plato para romper.

MI PÁGINA PARA EXPRESARME CON TODA LIBERTAD

MI PÁGINA PARA EXPRESARME CON TODA LIBERTAD

# Tercera batalla:
## intentos y descubrimientos

Si alguna vez te encuentras frente a
dos caminos y no sabes si debes tomar el
camino de la derecha o el de la izquierda,
recuerda que existe un camino enmedio
de estos dos.

BUDA

Los días de la quimioterapia se viven en una especie de letargo, en la oscuridad. Por un lado, las toxinas, la baja de las plaquetas y la supresión del sistema inmune provocan un cansancio tal que se antojaría dormir todo el día. Por otro lado, al mismo tiempo, el sistema nervioso se irrita con los químicos, además de los asuntos que se mueven en el inconsciente. Entonces fácilmente se puede hacer la asociación de "dormir igual a morir".

Esto me pasaba a mí. Entonces tenía que hacer una de dos cosas: tomar algún medicamento para relajarme, o respetar mi nuevo biorritmo, lo que significaba dormir a veces durante el día y pasar toda la noche despierta leyendo, escribiendo, pintando, cosiendo o bien dialogando y discutiendo con Dios.

La fe en Dios puede ser un estado de comunicación constante con ese Ser Supremo que forma parte de nuestro "diálogo interno". La fe también es un estado permanente de gratitud. La fe puede ser una sensación de estar acompañado y de tener confianza.

47

También la pasaba enojándome, llorando, usando uno de mis mejores recursos: el bastón sacacorajes.

Éste es un bastón como el que usan los porristas. Lo compré en una juguetería y con él pegaba en la cama o sobre almohadones hasta quedar tranquila y llena de la energía que me daba movilizar mi rabia, en lugar de dejarme vencer por el letargo provocado por los químicos y la situación en general. Mi "bastón sacacorajes" resultó tan efectivo como los platos; pero bastante más económico, además de portátil.

> Trata de llevar a la acción concreta la descarga de sentimientos negativos, sin dañar a otras personas, mediatizando los sentimientos o sublimándolos. No esperes a que fermenten.

En las largas noches de insomnio y malestar, la compañía de mi chihuahueño era fundamental. A cualquier hora movía la cola y estaba dispuesto a jugar, lo que permitía que molestara lo menos posible a mi esposo y a mis hijos durante las noches. El descanso era necesario para todos.

> Tener la responsabilidad del bienestar y la vida de otro ser, ayuda a aferrarnos a la propia.

Descubrí, además, que tener a mi cargo un ser vivo tan indefenso como mi perrito, era un motivo más para vivir, y me había propuesto agregar cada día por lo menos dos nuevos motivos a mi lista para fortalecer y aumentar mis ganas de vivir.

> Procura tener intenciones y objetivos claros y precisos.

Encontré el placer por las plantas y las flores; también la música o las películas románticas o triviales de la televisión funcionaban. Trabajar en un diario personal no fue tan mala idea.

Es la semilla de este libro.

Sin embargo, lo más importante era hacer planes a futuro: ¿qué voy a hacer con mi tiempo cuando esto termine?

Apostarle a la vida siempre y en todo momento, incluso en detalles cotidianos. Recuerdo el día que se venció mi licencia de manejar; cuando estaba tramitando la nueva me preguntaron si la quería por tres o por cinco años. Con la voz más firme que pude articular en ese momento, dije: ¡cinco, o si hay para más, pues más!

Mientras estamos vivos, ¡estamos vivos! ¡Entonces habla, piensa, haz lo que hacen las personas vivas!

Hubo momentos en que la ayuda y el apoyo de mi esposo y mis hijos rebasaba los límites de una relación familiar normal. A veces caía en estados de infantilismo y de berrinche, como invadida por la debilidad física y el miedo. Generalmente, antes de recibir el piquete para pasarme el suero de la medicina, podía llorar en brazos de mi esposo o de mis hijos por horas.

Permítete expresar miedo y debilidad cuando sientas que es necesario.

Me rebelaba al tratamiento como si supiera que la quimioterapia sola no funcionaría del todo; sin embargo, no se me ocurría qué hacer para completar el tratamiento. Mi esposo, mis hijos y mis amigos me daban toda suerte de recetas y de ideas, traían a mi casa toda clase de líquidos, vitaminas, chucherías, incluso llegaron a ir a un Congreso de medicina alternativa del que trajeron una amplia bibliografía, nombres y teléfonos de personas que se habían curado sin quimio, vitaminas exóticas, pastillas de tiburón y tantas cosas, que con ese material intentaron organizar en México un Centro de información sobre recursos y medicina alternativa. Es una lástima que ese proyecto no haya sido concretado.

Empecé a probar una a una las cosas que más me latían, pero cada vez que agotaba un tipo de quimio acompañado por un programa de apoyos alternativos, tenía una recurrencia en la piel, lo que quería decir que la cirugía no había sido suficiente y que la mezcla de recursos alternativos que había usado no era la correcta.

> Manténte en contacto con la intuición; cultiva un auto-observador sereno y trata de detectar qué es útil para ti.

Entonces llegó el turno de las radiaciones y los cuarzos: durante seis semanas recibí radio y cobalto, además de usar los cuarzos. Estuve tres meses bien y al cuarto aparecieron dos granitos muy pequeños justo en la frontera del campo de la radiación.

Mi médica los vio y me dijo que no les hiciera caso, que estaba muy aprensiva. La verdad, intenté creerle; pero esta vez no pude, porque ya llevaba casi dos años de recibir terapia de apoyo con una fantástica mujer que veinte años antes se había curado un cáncer de matriz. Después de grandes esfuerzos por volver a mí, el camino de la evasión había dejado de ser una opción.

Conócete cada vez más a ti mismo y a tu cuerpo.

Armada de valor, fui al dermatólogo acompañada por mi hija y le pedí una biopsia de esos granitos. Resultaron malignos; pero esta vez, enmedio de la desesperación que esto me producía, apareció el placer de sentirme fuerte y responsable por mi salud, capaz de tomar decisiones.

Nota la propia fortaleza y disfrútala, asumiendo riesgos y responsabilidades.

Hablé con mi médica. Le dije cuánto la admiraba porque seguramente era la persona que más sabía de cáncer mamario en México; pero también le dije que de mi cuerpo sabía yo y que necesitaba que nuestro trabajo fuera más en equipo y, como siempre, aceptó.

Comunica en todo momento. ¿Te das cuenta de que esto es liberador?

En este momento ya había leído sobre medicamentos nuevos como el Tamoxifén, un bloqueador de estrógenos, y se lo pedí. Pero las estadísticas decían que en casos como el mío había mejores probabilidades si me sometía a un transplante de médula autógeno y no al Tamoxifén.

Intenta mantenerte al tanto de los avances tanto de la medicina convencional como la alternativa.

Mi intuición me decía a gritos que no dejara de escuchar a mi voz interior. Viajamos a Nueva York para oír otra opinión, pero para la cita con el especialista faltaban diez días.

Mi esposo, que veía cómo me debatía entre la idea de someterme al transplante o bien de exigir el Tamoxifén, sabía que durante este tiempo se llevaría a cabo una reunión internacional con mi Maestro de Meditación y discípulos de todo el mundo en Turquía, y trajo los boletos de avión para Nueva York, vía Estambul.

Pasamos nueve días al lado de mi Maestro y de mis mejores amigos, visitando mezquitas y casas de oración, dando y tomando energía del amor más puro, armonizándonos con nuestro Ser interior, perdiéndonos en la experiencia del impacto de estar sumergidos en otra cultura, viajando hasta llegar a Capadocia, y finalmente a Konia para visitar la tumba del bendito poeta Jalaludin Rumi.

¡Dios! Cómo me estabas haciendo falta. Y aunque sé que estás a menos de mil millas de aquí y que estás en todos lados en todo momento, era necesario alejarme de todo lo conocido, de los médicos y los hospitales, de los amuletos y los tiliches para encontrarme contigo, de frente en el silencio de la contemplación y de la oración profunda y sincera.

Toma distancia antes de una decisión difícil, intenta responder desde dentro.

¡Dios! ¡Cómo me estaba haciendo falta rezar y cantar para ti junto a mi esposo, mi Maestro y mis amigos más queridos!

"Dios —te dije entonces—, vengo a pedir tu luz, no sólo necesito curarme, necesito vivir y perdí la brújula. Si es tu misericordia y tu voluntad, aquí estoy, Señor. ¡Enséñame el camino correcto!"

## Amor

La razón es la cadena de los viajeros y los amantes, hijo mío; rompe la cadena, el camino es claro y obvio en adelante, hijo mío.

La razón es una cadena; el corazón, una trampa; el cuerpo, una ilusión; el alma un velo. El camino está detrás de todas esas pesadeces, hijo mío.

Cuando te has elevado por encima de la razón, el alma y el corazón, y has partido, todavía esta certeza y esta visión directa están en duda, hijo mío.

El hombre que no se ha apartado del ego no es un hombre, hijo mío; el amor que no es del alma no es más que una leyenda, hijo mío.

Levanta tu pecho como un blanco ante la flecha de su decreto; sé fuerte, pues la flecha de su decreto ya está en el arco, hijo mío.

El pecho que ha sido herido por el choque de la flecha de Su disparo, tiene en su frente y rostro un centenar de marcas, hijo mío.

Si subes como Idris[9] hasta el séptimo cielo, el amor del Amado es verdaderamente una excelente escalera, hijo mío.

A cada lado donde una caravana toma su orgulloso camino, contempla el amor, que es la qibla[10] de la caravana, hijo mío.

Su amor ha lanzado una sombra sobre la tierra como un lazo; Su amor como montero está en el cielo, hijo mío.

No me preguntes sobre el amor, no preguntes a ningún hombre; pregunta al Amor mismo; cuando habla el Amor es como una nube que llueve perlas, hijo.

J. Rumi[11]

MI PÁGINA PARA EXPRESARME CON TODA LIBERTAD

Cuarta batalla:
Si en la Tierra está el mal,
en la Tierra está la curación.
(Proverbio)

Trazó un círculo que me dejó fuera:
hereje, rebelde, despreciable.
Pero el Amor y yo vencimos con ingenio:
¡Trazamos un círculo que lo encerró
en su seno![12]

A.S. NEILL

El transplante de médula estaba programado para hacerse en Houston; pasaría por lo menos de cuatro a seis meses ahí. En total eran dos ciclos radicales de quimioterapia. Esta quimio es tan poderosa que al destruir las células de crecimiento rápido del tumor destruye con violencia células de crecimiento rápido que son necesarias para la salud, como las plaquetas. Así que, para controlar estos efectos colaterales y sus riesgos, es necesario quedarse internado en el hospital de dos a tres semanas después de cada ciclo de quimioterapia, hasta recuperar los niveles normales de los distintos componentes de la sangre. Al estar internado se minimizan los riesgos de infecciones y hemorragias.

Una forma de controlar estos riesgos es dándole al paciente sangre o plaquetas de donadores saludables o con el mismo tipo de sangre. Otra manera más rápida y eficaz es devolverle al cuerpo, vía suero, la médula ósea que en este caso yo había donado para mí misma.

> Busca todas las formas posibles para ayudarte de manera autónoma aunque te cueste trabajo o te cause dolor.

Este procedimiento de devolver la médula se hace solamente después del segundo ciclo de quimioterapia, para no destruir los componentes de la valiosísima médula con los efectos colaterales de la quimioterapia.

La médula se dona unas semanas antes de recibir el tratamiento y puede conservarse en el laboratorio, en un cultivo especial que hace que se reproduzca; después de reproducirla la congelan. El milagro de la ciencia es que la médula puede durar congelada por años y cuando se requiere está lista y llena de nutrientes para ser trasplantada a su lugar de origen y dar vida y salud. Conocí a un señor que necesitaba otra vez quimioterapia radical después de dieciséis años del primer tratamiento, y no tuvo que donarse a sí mismo nueva médula; usó la misma que aún tenían congelada para él.

Pacientes con leucemia o con otros tipos de cáncer, tal vez no siempre pueden donarse a sí mismos la médula. Sin embargo, se puede usar la de un donador siempre y cuando sea compatible con el tipo de médula del paciente. Este trasplante tiene más riesgo porque el cuerpo podría rechazar la médula recibida. No obstante, los procedimientos utilizados para limpiar y preparar la médula ósea avanzan a pasos agigantados y los riesgos son menores cada día.

En los hospitales que he conocido, he podido ver con gran placer cómo personas absolutamente sanas donan su sangre a los bancos de los hospitales y también sus plaquetas o su médula, sólo por ser generosos y por ayudar a la vida y a la ciencia. A todos ellos, muchas gracias.

Ocho días antes del transplante me fui a Houston con mi hija para acondicionar un departamento amueblado que habíamos rentado para mi esposo, mis hijos y para mí, en los períodos en que estuviera fuera del hospital. También para los acompañantes amorosos de mi familia y amigos que se turnarían yendo y viniendo de México a Houston hasta terminar el tratamiento.

Haz los preparativos necesarios de forma independiente y autónoma, hasta donde sea posible hacerse cargo de uno mismo, ¿no te parece que es la mejor manera para llegar a tu meta?

En este tiempo, Juan, un amigo de Oregon, Estados Unidos, científico e investigador, vino a visitarme. En los días anteriores a mi tratamiento, Juan había descubierto formas de ayudar, porque él también tenía problemas con su corazón y, por coincidencia, o por una "sincronicidad cuántica", su esposa había tenido un tumor en el pecho al mismo tiempo que yo.

Conocí a Juan cinco años antes en un taller impartido por él para un grupo de estudiantes de psicología a nivel doctorado. Su manera de ser y lo que estaba explicando en sus conferencias en realidad me había transformado. Juan era la persona más curiosa, atrevida, culta y versátil que hasta entonces había conocido.

Es físico, médico, inventor, escritor, investigador. Había sido agricultor, entre sus múltiples cualidades. Es amante de la naturaleza y, sobre todas las cosas, profundamente humano, generoso y ético. Él mismo ha desarrollado un modelo para incrementar la creatividad de las personas y los grupos, que tiene su fundamento en un sistema de Ética propuesto por él, inspirado en las ideas de Teilhard, de Chardin y Benito de Spinoza, entre otros. Ha desarrollado una teoría importante sobre la transformación y evolución creativa del Universo y, por supuesto, de la persona.

> Es necesario confiar en las relaciones que hemos construido y rodearnos de personas nutritivas.

Juan es un incansable científico, devorador de libros y un místico devorador de experiencias; pero, como es común entre los humanos, cuando lo conocí él estaba pasando por un período de depresión.

> Aceptar nuestras facetas débiles o vulnerables, reconocerlas por el cultivo de nuestro auto-observador, no significa pelear contra ellas. Sólo es para conocerlas y darles el peso y la medida correcta sin que nos invadan.

La depresión de Juan se fue haciendo cada vez más profunda, hasta llegar al punto en que empezó a desear su propia muerte, porque creyó que ya no tenía nada más para aportar a sus descubrimientos y que ya no podía ayudar a nadie más.

> ¿Has pensado que el servicio puede ser el sentido de nuestra existencia?

Es casi una ironía o, quizás, parte del "Plan maestro que rige el cosmos", que cuando Juan creía que ya no era útil y que podía retirarse a las costas de Oregon y morir, su esposa y una de sus buenas amigas empezaran a necesitarlo tanto.

Al sentirse útil, al ver que todavía había muchas personas y relaciones en las que podía depositar la energía de su amor, empezó a recuperar nuevamente el interés por la vida y decidió hacer todo lo que estaba de su parte para recuperarse y ayudarnos a nosotras.

Juan se recuperó de sus problemas del corazón casi totalmente antes de llegar a Houston, sin necesitar la operación de marcapaso –que sus médicos le recomendaban. Lo hizo por la fe en lo que él llama el "Universo Cuántico", y que yo llamo Dios, y también con la disciplina personal en la alimentación, algo de ejercicio y sobre todo por la oxigenación de su cuerpo.

> Los milagros existen, pero cada uno de nosotros debe colaborar en la "fabricación" de su "milagro personal".

Juan se enseñó a sí mismo a respirar otra vez de manera correcta. Cuando empezó a recuperarse se dio cuenta de que si vencía el miedo más primario y arcaico que todos tenemos, que es el miedo a no poder respirar, podría vencer la enfermedad.

> Intenta ser dueño de tu propio miedo y no al revés.

Así que meditaba a su modo para intentar comunicarse con el Universo Cuántico y recibir mensajes de cómo nos podía ayudar. Su meditación es la de un científico profundamente místico que no acepta la idea de un "Gurú" o del culto a la personalidad.

Practicaba su meditación sentado en calma y repitiéndose a sí mismo estas palabras:

"El miedo es la ilusión falsa de que no puedo crear, pero soy creación y ahora mismo creo". Al decir esto, esperaba en silencio y con los ojos cerrados a que aparecieran las primeras imágenes en su mente. Lo que aparecía inmediatamente lo llevaba a la acción para comprobarse a sí mismo que era capaz de inventar, crear y fluir en el movimiento y la corriente del río de la vida; pero sobre todo lo hacía porque para Juan estas imágenes o visiones no siempre vienen del inconsciente o de la imaginación y la fantasía, sino también del océano de información cuántica en el que estamos todos inmersos. Son mensajes de ayuda que se pueden recibir si estamos abiertos y receptivos, y si nuestra forma de vivir es ética. De hecho, mientras más éticos somos, más nos acercamos al Universo Cuántico. La teoría de Juan es larga y complicada, algo difícil de explicar en este contexto; pero la referencia bibliográfica de sus trabajos está al final del libro para quienes estén interesados en profundizar en ella.

Para mí, en ese tiempo, lo más importante era que Juan había descubierto en su práctica que su miedo más profundo tenía que ver con el miedo a no poder respirar, a la falta de oxígeno. Este miedo se graba en nuestro inconsciente en los segundos que nos tardamos en respirar al nacer. Es el temor más profundo que llevamos dentro y de él se derivan muchos otros. Juan llamó a algunos de sus mejores amigos y compartió con ellos estas experiencias.

> No estamos solos, pero la iniciativa de buscar debe ser nuestra.

Su intensa búsqueda lo llevó a la teoría de Stan Groff, que coincidía perfectamente con su experiencia. Groff había diseñado desde hacía tiempo ejercicios de respiración y oxigenación (no hiperventilación) que podían ayudar a la persona a combatir estos miedos primarios. Decidió ir a ver a una de sus amigas especialista en estas técnicas y participó en los talleres de respiración, comprobando cómo ayudaban a su propio cuerpo; podía percibir que sus males del corazón se corregían sin dejar huella o cicatriz alguna.

Sin embargo, su forma místico-científica de ver las cosas no se conformaba con lo aprendido en los talleres, así que hizo una combinación de sus propias teorías con lo que había leído y aprendido.

Atrévete a hacer una combinación única y personal, las veces que sea necesario.

En los chequeos médicos, su corazón apareció con una recuperación del 98 por ciento. Cuando lo llamé de Houston para saludarlo y supo que mi hija y yo pasaríamos unos días solas y que yo tenía miedo, inmediatamente vino a acompañarnos para ayudarme a minimizar el miedo.

Juan trajo consigo su grabadora, muchos casetes de música para hacer los ejercicios y una selección específica de música clásica, pues había tenido una clara visión de que era la correcta para trabajar la respiración y vencer el miedo primario.

Busca y usa herramientas y recursos adecuados a tu combinación personal.

Trajo también los apuntes de un ejercicio de Autopoiesis en grupo que él mismo diseñó. Consiste en pedir ayuda específica al Universo Cuántico. En este caso específico, la ayuda era para mí, y para Juan y Joan, Ted y Una, Teresa y Ben, Alicia y Álvaro, cuatro hombres y cuatro mujeres, para formar un octeto de amigos de Juan (a quienes yo no conocía), sensibles y abiertos, dispuestos a ayudar.

Pero por sobre todas las cosas, Juan trajo sus buenas intenciones, su generosidad y su inmenso amor desinteresado.

Es necesario aclarar siempre nuestra intención antes de actuar.

Estuvimos cuatro horas continuas haciendo los ejercicios de la respiración. En este viaje de imágenes recorrí todos los miedos que venían a mi mente y me fui descubriendo capaz de llevar a cabo el tratamiento. Creí que terminaría muy cansada después del largo ejercicio; pero, dada la cantidad de oxígeno que había en mi cuerpo, al terminar me sentía ligera y con energía. Elaboré espontáneamente un montón de dibujitos y trazos.

Atrévete a usar otros lenguajes para comunicar sentimientos abrumadores que no se pueden explicar con palabras.

Lo hice con la pluma de Juan, y sobre sus escritos, porque no estaba previsto en el ejercicio que alguien quisiera dibujar; pero yo lo necesité mucho en ese momento.

Ten una actitud de apertura, flexibilidad y adaptación al cambio.

Al finalizar, Juan me abrazó y me dijo: "Los dos creemos en Dios aunque de maneras distintas".

Acepta y respeta las divergencias.

Y continuó: Él sabe de nuestras intenciones: regálame tu cáncer, estoy fuerte, lo puedo aguantar; tú eres joven y todavía tienes mucho por hacer. Repite conmigo, "te regalo mi cáncer". Yo no podía hacer eso. No sentía miedo pero no quería dañar a Juan; sin embargo, creía que juntos podíamos vencer a la enfermedad, como las alianzas que hacen los alcohólicos para apoyarse unos a otros y dejar de tomar, o los fumadores para dejar de fumar.

Cree y confía, ten fe; ¿te parece posible cultivar esto?

El momento era realmente especial, así que tímidamente me atreví y le regalé a Juan el cáncer.

El ritual, el pensamiento simbólico forma parte importante del inconsciente, ayuda a fortalecer la fe y la seguridad.

Éste no es un libro religioso ni un tratado de psicología; mucho menos un escrito esotérico. Juan no es un brujo ni un curandero, es un científico-místico. Esto es solamente el relato de mi experiencia y, hasta donde alcanzo a comprender, la enfermedad (cualquiera que sea) es la manifestación de un desequilibrio en el torrente de energía de AMOR que las personas necesitamos para vivir.

"Amaos los unos a los otros", nos aconsejan todos los textos sagrados, y Juan había venido hasta mi casa en Houston para recordarme este precepto y para comprobarme que el amor desinteresado puede viajar y traspasar todos los obstáculos.

El ejercicio de recordar personas, situaciones, objetos, alimentos y tipos de música, entre otras cosas agradables, nos ayuda a poner la mente en otra sintonía. El estado de ánimo cambia y entonces producimos una química cerebral distinta (endorfinas, adrenalina y otras sustancias) que contribuyen al fortalecimiento del sistema inmune y al proceso de sanación.

Una vez más, como lo hizo mi esposo, como lo hacían mis hijos, mis padres y hermanos, mis cuñadas y mis 786 amigos, una vez más, como había pasado en Konia, una vez más, como me decía mi Maestro cada vez, una y otra vez, el AMOR aparecía como bálsamo, como medicina.

> Manténte atento y abierto a la posibilidad de captar la energía del amor en cualquiera de sus manifestaciones: las sutiles y las evidentes.

Cenamos con mi hija y revisamos los dibujos, que comparamos con los escritos del ejercicio de autopoiesis. Era sorprendente la cantidad de coincidencias: el camino a seguir estaba claramente marcado y descrito en ambos.

Yo tenía bastante energía aún, así que después de la cena y por insistencia de Juan di otro paso importante para mi curación: revisé con él las relaciones que todavía me despertaban enojo o dolor y me ayudó a escribir algunas cartas de perdón para limpiar mi corazón. Es realmente increíble el peso que uno puede soltar cuando perdona a alguien; porque en realidad al perdonar nos perdonamos. Así fue como di el primer pasito para recuperar mi autoestima.

> Desapégate lo más posible, para soltar la carga de sentimientos negativos, porque alteran la química cerebral, nos llenan de toxinas y debilitan al sistema inmune.

Al día siguiente llegó mi esposo. Desayunamos los tres juntos, y Juan y yo hicimos el compromiso de recordarnos mutuamente todos los días de nuestra vida con amor y gratitud, visualizándonos sanos y robustos.

> Hay muchas técnicas de visualización sumamente útiles. En la bibliografía recomiendo algunos textos interesantes.

Juan se fue y yo me quedé con la grabadora, los casetes y la paz interior necesaria para empezar el tratamiento.

Intenta mantener la paz interior lo más que puedas, habla de esto con tus médicos y si es necesario, ¡pide ayuda!

MI PÁGINA PARA EXPRESARME CON TODA LIBERTAD

MI PÁGINA PARA EXPRESARME CON TODA LIBERTAD

MI PÁGINA PARA EXPRESARME CON TODA LIBERTAD

# Quinta batalla: a veces allá, a veces aquí

Decidí hacerme el transplante; pero no en Nueva York. Preferí volver al hospital que conocía, en un lugar de mejor clima y más cerca de mi casa.

Las experiencias de los cuatro meses que viví en Houston entrando y saliendo del hospital son sublimes y confusas a la vez. Están llenas de anécdotas y detalles. Nadie puede imaginar que en una habitación tan pequeña, sin más lugar que para una cama de hospital, un sillón plegable y un televisor, pasen tantas cosas: algunas dolorosas, otras de éxtasis y también tantos milagros.

La vida y lo cotidiano transcurren de forma no habitual, aunque seamos capaces de establecer rutinas y apropiarnos del espacio rápidamente hasta el punto de sentir que el universo entero está contenido en ese cuartito. Un día tuve que bajar al segundo piso del hospital por una radiografía y sentí que había ido muy lejos.

Neill Bohr dice que el universo entero está contenido en un granito de arena. No lo sé, pero ciertamente lo importante del universo, lo esencial, es lo que llevamos dentro.

71

Para el hospital llevaba mis pijamas favoritos, mi bata y mis pantuflas nuevas, una nueva máquina de escribir que nunca usé (pero mi hijo sí), artículos para decorar los muros, unos rosarios para meditar y casetes de música clásica recomendada por Juan y por mi padre. También de música especial para pensar en mi Maestro y en los amigos. Asimismo, una grabadorcita portatil con audífonos para escuchar todo esto sin molestar a otros pacientes; esencia de rosas y de sándalo, durazno y vainilla, y velas aromáticas para ambientar mi habitación con objetos que me recordaban el placer, el amor y la salud.

> Hacer un espacio acogedor y agradable a los sentidos facilita el recuerdo y la evocación de estados de ánimo relajados y positivos.

De todos los casetes que llevaba, los más importantes eran los que había preparado para escuchar de forma subliminal. Éstos contenían mensajes que yo misma había grabado siguiendo la línea de trabajo con afirmaciones que propone Louise L. Hay[13] en sus libros, y asesorada siempre por mis terapeutas favoritos.

> La escucha subliminal es una herramienta poderosa para re-programar la mente, ¡intenta usarla!

Una de mis terapeutas había tenido hacía veinte años un cáncer de matriz que se curó con cirugía y radio. Le habían dado dos años de vida si seguía la quimioterapia, pero ella decidió no hacerlo porque tenía entonces una nena de dos años y quería que su hija la recordara como una persona agradable y no pálida y enferma. Así que se entregó a Dios y estudió técnicas de medicina alternativa y también la filosofía de C.J. Jung. Hasta hoy se dedica a vivir su vida en armonía con estas teorías, veinte años después de que la desahuciaran.

> Aceptar el destino puede dar paz, pero sea cual fuere, aceptarlo no significa hacerlo con pasividad o rendición. Más bien, la aceptación supone el trabajo personal constante que facilita el camino hacia nuestro destino: es una aceptación activa.

Tomar decisiones asesorada por ella era una aventura, pero lo más valioso para mí fue el fortalecimiento de la fe y la esperanza que me daba verla tan bien, tan guapa y vital.

En el repertorio de casetes especiales había uno que grabaron mi esposo y mis hijos. Compramos una cintas que duran sólo tres minutos, que se llaman "sin fin". Durante tres minutos ellos grabaron frases amorosas y para darme fortaleza, decían cosas como "Te queremos mucho, mami", "tú puedes sanar", "te necesitamos y estamos contigo".

> Hacerse cargo de construir las herramientas. En este caso, usar casetes con voces y mensajes significativos y no solamente los comerciales.

Cada vez que me sentía muy débil o cansada y sabía que podía deprimirme, ponía este casete en la grabadora portátil, y los audífonos en mis oídos en un volumen muy bajito para escucharlo de forma subliminal, dormida o despierta, viendo televisión o como fuera necesario, por las horas que fuera necesario. (Mi hijo me trajo un día, a la hora de la quimioterapia, una cinta grabada de sus primeros balbuceos y canciones; al oir su vocecita de bebé calmó mi miedo y me conecté rápidamente con la ternura y el amor.)

Con mi voz grabé muchos casetes recordando tiempos de fortaleza, salud y mensajes para fortalecer mi autoestima y la confianza en mi cuerpo y mi sistema inmune.

Otras grabaciones similares para relajarme las hizo mi amigo Antonio. Su voz y sus mensajes llegaron a ser tan potentes que un año después de que salí del hospital fuimos al teatro y cuando la luz se apagó él estaba platicando en voz baja con su esposa. Yo sólo oía el susurro de su voz, pero empecé a bostezar.

El día que me interné, acompañada por mi esposo, mis hijos, mis padres y mi hermana, soñé (¿creo que soñé o tal vez vi?) mi cuarto lleno de ángeles. Estoy segura de que en mi cuarto había otras presencias que me cuesta trabajo describir, porque la frontera entre las alucinaciones por la fiebre o por los químicos y la realidad es una frontera muy delgada. A la distancia del tiempo lo que puedo explicarme es que no todo lo que vi, lo que sentí o lo que olí es real; pero también sé, con plena certeza, que no todo es ficción, sobre todo cuando muchas de mis visiones coinciden con las de algunos pacientes, las de mi enfermera de cabecera y de guardia (y de otros enfermeros y enfermeras) y como siempre, las experiencias de los voluntarios que, amorosos, circulan día y noche por el hospital.

Mi enfermera de guardia se dedica a trabajar con los casos más difíciles de los hospitales. De hecho, unos meses después de mi tratamiento se retiró a trabajar solamente con pacientes terminales para ayudarlos y acompañarlos en el proceso de morir.

Mi terapeuta me hizo ver un día que todos somos "terminales". Poco a poco llegué a comprender que yo ya era antes de nacer y que seguiría siendo después. Para algunos, la muerte significa el fin y estar bajo la tierra. Para otros, un nuevo comienzo o una transformación. En realidad nadie sabe qué es lo que sigue, pero creer en la trascendencia nos hace más éticos y minimiza el sufrimiento.

El primer día que entró a mi cuarto con sus casi dos metros de altura y sus profundos ojos azules, se presentó y me dijo: soy Linda (el nombre le va de maravilla, pensé). Soy tu enfermera de guardia, quiero que sepas que sé bien que has venido aquí a buscar tu curación y que es justamente eso lo que vas a encontrar.

Linda y yo nos hicimos tan buenas amigas como el reglamento del hospital se lo permitía. Cuando sus horas de guardia terminaban y otra persona tomaba su lugar en la estación de enfermería, ella entraba a mi cuarto y platicábamos.

Cuando Linda tenía 15 años sufrió un accidente de coche en la carretera. La ambulancia la recogió en estado de gravedad y en el quirófano del hospital en que la atendieron ella estuvo clínicamente muerta por casi 16 minutos. En todo ese tiempo ella se vivió como desde fuera de su cuerpo, desde "arriba", contemplando las escenas de cómo los paramédicos la recogieron y la transportaron, de cómo sus padres, alarmados, esperaban afuera de la sala de operaciones. Vio desde lo alto cómo los médicos luchaban por revivirla mientras ella flotaba, hasta que de pronto se sintió jalada hacia un túnel oscuro que desembocaba frente a un Ser de Luz, amoroso, que le extendía la mano.

> Esta experiencia es universal y está registrada en investigaciones controladas y científicas en distintas partes del mundo. En la bibliografía doy referencias de algunos textos valiosos.

El Ser le dijo que aún no era su tiempo, porque todavía no había cumplido su misión, así que ella podía decidir si quedarse ahí o regresar e intentar descubrir su misión y llevarla a cabo. Linda optó por regresar, y en cuanto se recuperó del coma, decidió que dedicaría su vida a ayudar a otros a perder el miedo a la muerte. Estudió enfermería, se especializó en paramedicina y llegó a ser jefa de piso de uno de los diez mejores hospitales del mundo. Llevaba muchos años trabajando con medicina científica.

El servicio es quizá la misión de muchos de nosotros.

Linda también usaba cuarzos, masaje, acupresión y muchísimas otras técnicas de curación y medicina alternativa que yo tuve la suerte de conocer tanto gracias a ella y a uno de mis amigos, también era mi sanador o curandero de cabecera desde los primeros tratamientos.

La relación con Linda llegó a ser tan importante que imaginé que algunas de las complicaciones técnicas que retrasaron mi tratamiento sobrevinieron especialmente para poder hacer los ejercicios que hice con Juan y también para internarme después de las vacaciones que Linda había tenido, en el ala del hospital que ella atendía.

Las coincidencias y sincronicidades que viví durante estos meses son infinitas. Podría escribir un libro completo hablando sólo de ellas. Creo que mi Maestro tuvo mucho que ver en esto. Veo que cuando bajamos tanto nuestras defensas, cuando no usamos máscaras de ningún tipo, cuando finalmente aceptamos el destino y la lección de vida que a cada uno nos toca aprender, en ese estado de desnudez, humildad, absoluta sensibilidad, se pueden ver y oír las cosas más hermosas y verdaderas de la existencia.

Juan pensaba en mí y yo en él cada día. Nos llamábamos por teléfono de vez en cuando y nos comunicábamos lo que había pasado con cada uno. En cierta ocasión Juan estuvo muy ocupado, y durante tres días no pensó ni meditó en mí. En esos días tuve una fuerte infección con mucha fiebre. Necesitaba sangre y plaquetas; mis hijos, que habían sido mis donadores, ya no tenían posibilidad de donar sin riesgo. Podía tomar sangre y plaquetas del hospital, pero de todos modos necesitaría donadores para devolverla. En ese momento una amiga de México que trabajaba en una línea aérea me llamó para decirme que tenía dos boletos de cortesía y que vendrían ella y una amiga más a visitarme por un día. Al llegar a Houston, mi esposo averiguó que el tipo de sangre de una de ellas era el mismo que el mío, y le preguntó si estaría dispuesta a donar; ella aceptó.

Me dio una enorme cantidad de plaquetas que me fortalecieron lo suficiente para no necesitar otra transfusión en varios días. Esa noche las tres meditamos juntas mientras mi esposo cuidaba la puerta. Al terminar, en estado de calma y unidad, nos despedimos y se regresaron a México. Habían dejado sobre mi buró un salerito y un pimentero en forma de gatitos blancos con una nota: "aquí te dejamos para ti la sal y pimienta de la vida".

Cuando Juan llamó y le conté lo ocurrido se sintió mal por no recordar nuestro compromiso. Él está convencido de que esta complicación tuvo que ver con su olvido.

Un día me destapé en la cama, me desabroché la pijama y con el pecho expuesto al aire, levantado y listo para aceptar la flecha de su decreto, como está escrito en el poema de Rumi, dije: "Dios mío, aquí estoy ante ti. Si se trata de vivir, enséñame cómo hacerlo. He perdido la brújula y ésta es mi

preferencia; pero si se trata de morir, también enséñame cómo hacerlo, ahora te he sentido y ya no tengo miedo".
Unos días después salí del hospital.

> *Aquel que tiene verdadera necesidad sólo tiene que buscar y encontrará; pedir y recibirá; tocar y se le abrirá la puerta.*

Nuevo·Testamento

Padre, a veces quisiera más y mejores
cosas para comer. Muy bien, mi niña,
le dijo el viejo, y a la mañana siguiente
se levantó más temprano que de costumbre
y fue más lejos en la montaña para cortar
la leña.

*Fragmento de la Historia de Muskil Gusha*[14]

Salí del hospital agotada; cuando regresé a México pesaba cuarenta y nueve kilos. Sin cabello, sin cejas ni pestañas, ni uñas, y con un nivel importante de melancolía de la que me costaba trabajo salir. Venía de la guerra entre la vida y la muerte.

Tenía instrucciones precisas de qué hacer y cómo hacer para fortalecerme, tanto de los médicos como de los sanadores de quienes había leído en estos años. También tenía instrucciones de Linda y de Juan y de mi querido Maestro, quien por cierto me había aconsejado que tomara un gramo de vitamina C al día. Enmedio de tantas cosas, como es común entre los seres humanos, me olvidé de la vitamina C. Mi esposo llegó a descubrir a un inmunólogo famoso que estaba trabajando en Chicago, desarrollando una vacuna contra el cáncer mamario; así que fuimos a Chicago. Después de varios piquetes y exámenes del sistema inmune, el sabio inmunólogo me recetó vitaminas C, A y E.

> Intenta recordar las cosas que son importantes aunque parezcan insignificantes.

Aprendí a inyectarme sola en los músculos de las piernas una vez al día, y sabía soportar el dolor físico o manejarlo bastante mejor que en otros momentos de mi vida.

Me miraba en el espejo y no podía reconocer mi imagen. Me decía a mí misma todo el tiempo que no se me olvidara que el SER ESENCIAL de una persona no se mutila con cirugías ni se afecta con sustancias o radiaciones, más bien se pule con todas las experiencias, sean éstas buenas o malas.

> Esfuérzate, reconoce nuestra esencia inmutable y confía en ella.

Colgué en todos los lugares estratégicos de mi casa, como las puertas de entrada y salida, en el refrigerador o el espejo, pequeños letreros con mensajes de fe, fortaleza y salud. Es un recurso usado en mercadotecnia y publicidad. Estos mensajes penetran de manera involuntaria en el inconsciente. Siempre el trabajo con lo subliminal es muy poderoso.

> Haz inventos y combinaciones con todos los recursos que conoces, aunque parezca que no tienen relación con tu situación.

Mi esposo y mis hijos me trajeron fotos de una cantante inglesa de moda que se veía muy guapa sin cabello y trataban de convencerme de que yo me veía como ella.

Sin embargo, me causaba dolor la pérdida del cabello o de las uñas, aún sabiendo que era un dolor vanidoso y superficial, y que en algunos meses ya no sería así. Pero no podía evitar sufrir por ello.

Acepta la experiencia del dolor en cualquiera de sus formas y manifestaciones, pues el dolor es un maestro.

No podía asociar la imagen que veía en el espejo con la imagen interior que percibía de mí. La experiencia de vivir un tiempo prolongado tan cerca de la muerte y del universo cuántico me había marcado para siempre. Cuando la melancolía no estaba presente, lo que había dentro de mí era una paz muy dulce y la certeza plena de que esto tenía algún sentido aunque yo no pudiera comprenderlo.

Intenta establecer contacto con ese ser interior que se encuentra en lo verdadero y lo profundo de cada uno de nosotros. Seguramente lo sientes y reconoces, ¿no es cierto?

Me gustaba oír la canción *Free again* (libre otra vez), de Barbra Streisand. Le pedí a mi hijo que la grabara repetidas veces en un solo casete para oírla una y otra vez, sin saber bien a bien qué estaba moviendo en mí. Pero sabía que la tenía que oír, porque si bien estaba atada a la casa y al reposo por la debilidad, mi espíritu estaba tranquilo y libre, muy libre.

Seguir nuestros instintos o impulsos cuando sentimos que hacerlo nos estimula o nos hace bien, ¿no crees que es lo correcto?

La ciudad de México no parecía ser el mejor lugar para mi recuperación, por su altura y contaminación; pero para mí era el mejor lugar del mundo porque ahí estaban todos los transmisores de energía que tanto quiero y necesito. Mis padres y mi hermana, mis cuñados y cuñadas, mis hermanos, mis sobrinos, los amigos, mis colegas de trabajo, Amalia y

Adela. También los lugares, las comidas, la música, las plantas, mi perrito, mis amuletos y mis cosas.

Ubica las fuentes de energía que te nutren y úsalas a tu favor.

Poco a poco, rodeada del amor y los cuidados de mi esposo, mis hijos, mi familia y amigos, me fui recuperando. Parecía un bebé que tiene cada día una nueva cosa que aprender y cada día le crece algo o sube de peso. En realidad estaba renaciendo, y no sólo físicamente. Mi espíritu renacía también. Las cosas habían cambiado mucho y yo era la misma, pero no era posible describir con palabras cómo se había dado este cambio. Algo tiene que ver con esa vivencia cercana a la muerte pero también tiene que ver con esa otra cercana a las personas.

Aprovecha la experiencia como una segunda oportunidad.

En el hospital no importan las razas o los credos, las clases sociales o las preferencias sexuales, ni siquiera las diferencias de edad. El hospital es un planeta distinto en donde se conjugan los ángeles y los demonios para recordarnos nuestras debilidades, nuestras fortalezas, nuestras misiones.

Clarifica lo más posible tu misión personal, le da sentido a tu lucha por sobrevivir o al proceso de morir.

Un día, a la hora de vestirme, vi que tenía granitos diminutos alrededor de la cicatriz. Todavía no... fue lo primero que pensé... Y, desnuda frente al espejo, enojada y frustrada, mirando estos granitos diminutos, les dije: "Ya basta... la lección que debo aprender ya la aprendí, ya basta..." Y me desplomé llorando.

> Me decidí a terminar. ¿Como podrías reconocer tú la decisión que has tomado?

Mi esposo oyó mi llanto, entró a la habitación y me abrazó. Yo lloraba tanto que no podía ni hablar. Le enseñé los granitos. "Parece una alergia", me dijo. "No es alergia", le contesté. Pusimos un pedazo de plástico transparente sobre los granitos y los dibujamos en él con un plumón indeleble con la intención de observarlos por unos días para ver si se quitaban o crecían.

> Inventa estrategias que te ayuden a ser objetivo.

Durante toda la semana me exploraba frente al espejo con la ayuda del plástico y confirmaba poco a poco lo que ya sabía. Percibía la frustración de mi esposo y de mis hijos. ¡Tanto esfuerzo y energía invertidos...! ¿Ahora qué...? No podía deprimirme porque ya sabía los efectos que la depresión produce en el sistema inmune.

> Ten presente tu experiencia y si es negativa haz el esfuerzo por cambiarla.

Conseguimos una cita de emergencia y regresamos al hospital. Mi médica acababa de tener un bebé y no estaba. En su lugar había dejado a un médico que yo no conocía. Él revisó mi expediente y con seriedad preguntó: "¿Tú tomaste Tamoxifén?, ¿te han tratado con hormonas?" Mi corazón se agitó bastante, pero pude hablar: "No".

—¿Te gustaría intentar?

—Sí —contesté. Me extendió una receta con instrucciones para tomar 20 mg de Tamoxifén por un mes y volver al hospital cuando mi médica estuviera de regreso.

> No juzgues. A veces parece que las cosas van mal, pero este juicio de valor no siempre es correcto, ¿no crees que es mejor evaluar?

Al salir, mi esposo iba diciéndome que probaríamos este tratamiento, pero que tenía dudas, pues tal vez sólo era un paliativo mientras mi médica volvía a tomar el caso. Sin embargo, yo sabía que éste era el tratamiento correcto para mí, y quizás debía haberlo probado antes del transplante.

> No vale la pena atormentarse. Cada decisión que has tomado fue, en su momento, la mejor. Vivir pensando "si hubiera..." sólo nos produce amargura.

Cuando mi amigo Juan se enteró, vino a México con unos tés de hierbas y, como siempre, con todo su amor y sus buenas intenciones. Me dijo que había tenido una nueva visión. La verdad es que los puntos de la autopoiesis que había hecho para mí con sus amigos se habían cumplido uno a uno. Sólo faltaban los últimos que se referían a que yo recuperara totalmente la salud para dedicar mi vida al desarrollo creativo propio y de otros, tal como decía ese texto.

Juan había visto que él y yo nos enlazábamos en un estrecho abrazo lleno de amor que no involucraba sexualidad, sino que más bien reforzaba nuestra intención de vivir la vida en un estado permanente de ética y creatividad compartidas. Al estar así, abrazados, hicimos la siguiente promesa:

*Te doy mi vida y acepto a cambio la tuya.*
*Te doy mi alma y acepto a cambio la tuya.*

*Te doy mi espíritu y acepto a cambio el tuyo.*
*Si tú mueres, yo muero.*
*Si yo muero, tú morirás.*
*Si yo vivo, tú vivirás.*
*Si tú vives, yo viviré.*
*Estamos siempre unidos en una sola alma. Juntos, somos uno*
*para toda la eternidad.*

Juan había llegado a mi vida primero como profesor y después como amigo, por una serie de coincidencias y sincronicidades algo extrañas. Yo tenía la impresión de que algo o alguien se había ocupado de que nos conociéramos. Lo considero algo así como un enviado.

Creo que cuando tenemos verdadera necesidad, lo que nos hace falta aparece en nuestro camino. Sólo es necesario estar abiertos, atentos y receptivos.

Nunca he podido entender a Juan en un nivel lógico y racional, pero siento profundamente su amor desinteresado y su apoyo incondicional. La primera vez que me pidió regalarle el cáncer me dio miedo hacerle daño. Esta segunda vez era distinto. Juan me pedía un compromiso de vida, no de muerte. Me daba miedo eso de la eternidad o todavía no lo comprendía, pero acepté hacer esta promesa en este abrazo.

Trata de ir siempre hacia donde hay vida.

Una semana después ya no tenía huellas del tumor. Tal vez fue el abrazo, tal vez fue el Tamoxifén; o el amor y el cariño que encontré en mí y en los demás; tal vez fue la ayuda de mi Maestro; tal vez una remisión espontánea; mis oraciones y las meditaciones de los amigos; un milagro... No lo sé. Juan tiene las mismas dudas que yo.

Al poco tiempo fui a visitar a Juan a Boston y pude participar en un ejercicio de autopoiesis para ayudar a un amigo suyo. Esto me encantó porque me dio la posibilidad de devolver el favor a alguien que lo necesitaba.

> Ten en tu mente y en tu corazón la intención de dar y ayudar a otros. Pero no como mandato, sino desde tu amor.

También por este tiempo mi terapeuta me recomendó que hiciera alguna actividad que absorbiera totalmente mi mente. Especialmente que buscara algo que no había hecho nunca antes.

> Cambiar los hábitos mentales ayuda mucho a no pensar más de lo necesario en la experiencia, para no invocar al miedo, a la debilidad o a los sentimientos o ideas negativas. Esto no es lo mismo que evadirse, es una sana restricción.

Así, decidí involucrarme en el trabajo con la cerámica. Pasé tres meses en Valle de Bravo trabajando con un artesano en contacto profundo con Dios y con la naturaleza; con la cerámica, la tierra, el agua, el aire y el fuego, que son los cuatro elementos naturales básicos para la vida en el planeta.

> El contacto con la naturaleza restaura la energía vital. ¿Te ha pasado esto? ¿Tienes algún registro de ello en tu experiencia?

La sencillez y la sabiduría de los artesanos de Valle me trastornaron positivamente; me ayudaron a retomar el contacto profundo con el presente y mediante la cerámica he podido expresar muchas experiencias vividas que no pueden comunicarse por la vía de la lógica o de las palabras. Ellos nunca me han querido cobrar por las clases que me dan. Han sido amables, respetuosos y curiosos de mis creencias, de mis ideas, de mi pasión por hacer cosas inútiles. Juntos reflexionamos sobre la vida y la muerte, la política, los deportes, los artistas de moda, los vicios y las adicciones. De mi historia personal no saben nada. Y no es que esto sea pecado o secreto, sino que necesito sentir la mirada sencilla y limpia de ellos y de los niños de Valle, una mirada que no contiene morbo ni lástima.

También he descubierto que con la cerámica puedo dar rienda suelta a mi parte femenina hasta llegar a lo más cursi de mí; esta parte que, de niña, dejaba volar en las mañanas de domingo y que, como adulta, había mantenido olvidada o dormida.

Un año después de que nos vimos, Juan se deprimió mucho y vino a México nuevamente a decirme que la salud de los dos estaba garantizada y que no debería temer si a él le pasaba algo. Eso no significaba que también a mí me ocurriría.

En esa época, nos llamábamos por teléfono periódicamente y también participamos en algunos proyectos profesionales juntos. Aquella vez que él se deprimió, creo que mis llamadas telefónicas y mis faxes fueron de ayuda para él.

Me he recuperado totalmente, tengo energía y fuerza física. He recuperado mi peso, el cabello, las cejas y pestañas, las uñas.

En esta etapa de mi vida me siento creativa, útil y productiva haciendo una hora diaria de natación, cerámica, escribiendo, participando intensamente de las actividades con mi familia y con mis amigos. Mi vida profesional se expande cada día. Estoy más viva, más feliz y productiva que nunca antes.

> Vivir sano es un esfuerzo placentero y un trabajo personal constante.

Mi médica de Houston se sorprende de la forma en que he respondido al último tratamiento. En los expedientes médicos de Houston y de México dice "excelente respuesta al Tamoxifén". La ciencia médica no se pregunta más allá de esto.

Algunas amigas que toman Tamoxifén me han preguntado si siento molestias o efectos colaterales. Pues sí, sí los siento, al igual que todas las mujeres menopáusicas que no tienen en sus cuerpos suficientes estrógenos; pero en realidad, es un precio bajo por estar viva, sana, productiva, fuerte y feliz, dando y recibiendo amor.

> Acepta de la mejor manera posible tu situación.

MI PÁGINA PARA EXPRESARME CON TODA LIBERTAD

# Séptima batalla: sexualidad, sensualidad, femineidad

Mujer, si puedes tú con Dios hablar
pregúntale si yo alguna vez
te he dejado de adorar...

AGUSTÍN LARA

Hace veintiocho años que estoy con mi pareja. Es más el tiempo que llevamos juntos que toda mi vida de soltera.

Cuando supe que requeriría de la mastectomía sinceramente no me preocupé demasiado por mi sexualidad o la de mi pareja. Me asustó la posibilidad de que tuviéramos menos tiempo para estar juntos por el diagnóstico, pero pronto empezaron a aparecer fantasías de rechazo en relación con la estética de mi nuevo cuerpo.

Vivimos en una cultura demasiado orientada al aspecto de la imagen, y mi coquetería y vanidad han sido –para bien y para mal– mis compañeras.

El médico que me hizo la biopsia me dijo: "Está usted muy joven para tener un defecto tan importante, se va a tener que reconstruir". ¿Defecto?

En nuestra cultura machista, las reconstrucciones de testículos o de próstata no son consideradas parte del tratamiento o una opción, ni se discuten de la misma manera que la reconstrucción del seno. No es necesario que los varones se arriesguen con demasiadas intervenciones quirúrgicas o a meter en sus cuerpos silicones y sustancias tóxicas y extrañas.

No quiero decir con esto que los varones no sufran cuando enfrentan situaciones similares, pero sí quiero puntualizar las diferencias de las luchas por la supervivencia y la recuperación, que se agudizan, o no, en relación con nuestra sexualidad, por la falta de sensibilidad y empatía de algunos y los patrones sociales y culturales de nuestro entorno.

No me di cuenta clara del efecto que estas palabras dichas de manera dura, poco ética y fuera de tiempo habían tenido en mí, hasta mucho después, cuando comencé a recuperar la salud y la energía sexual y a preguntarme sobre la cirugía plástica. Por supuesto, considero que la falta de sensibilidad de un médico que decide ser cirujano oncólogo por opción económica es un defecto importante de implicaciones graves para sus pacientes...

Me preocupaba mi imagen porque temía el rechazo, lloraba por haber perdido el cabello y como niña chiquita llena de miedo preguntaba a mi esposo: "¿Ya no me vas a querer?"

Mi cabello largo casi hasta la cintura había sido un factor importante en la forma de expresar la sensualidad entre nosotros durante los primeros años en que nos conocimos:

—¡Antes mi cabello te gustaba mucho!

—Sí, pero mis valores han cambiado. Te quiero a ti y no a tu cabello.

Me daba cuenta de que el amor maduro de la pareja que éramos no tenía mucho que ver con la imagen externa, sino más bien con quién es cada uno de nosotros y la manera en que nos relacionamos para ayudarnos a crecer en pareja, en familia y como individuos. Ninguno de los dos se ve ahora como hace veintiocho años, cuando nos conocimos. Estamos aprendiendo a envejecer juntos. Él me lo ha dicho siempre:

"Es un error prepararnos toda la infancia y la juventud para el éxito de los años de madurez, y no prepararnos durante la madurez para los años de vejez, tan intensamente como lo hacemos en otros momentos de la vida".

Es por esta forma de pensar que nos hemos ocupado de cultivar nuestra relación, porque sabemos que a mediano plazo, cuando nuestros hijos salgan del nido, tendremos que llenar este espacio con recursos personales y de pareja.

Desde antes de la mastectomía ya hablábamos de esto, nos preocupa a ambos mantenernos en una condición física saludable y estética. Cambiamos nuestro estilo de comer porque nos preocupaba nuestra gordura o las arrugas, la calvicie, la forma de vestir, el deporte, nuestros pasatiempos personales. Hemos hablado de nuestras preferencias sexuales. Lo que nos ayudó a ambos a sobrellevar la situación fue esta comunicación y esta confianza.

Después de la cirugía me tardé quince días en atreverme a mirar mi nuevo cuerpo en el espejo; las curaciones de la herida las hacía mi esposo mientras yo permanecía con los ojos cerrados y él me relataba los avances del proceso de cicatrización.

Conforme fui sanando y sintiéndome más fuerte, la energía que había depositado en la lucha por sobrevivir pude distribuirla de mejor manera en otros aspectos importantes de mi vida. Todo el tiempo que estuve en tratamiento, lo pasé con una enorme necesidad de cariño, ternura y apapachos, pero con un deseo sexual mínimo. Además de la debilidad, mi vida estaba orientada a un estado místico o algo así y mi energía estaba muy limitada. Necesitaba menos del placer sexual. No podía ser como antes y, a veces, temía que mi esposo buscara compañía si yo no recuperaba el deseo.

Muchas veces hablamos de cómo nos sentíamos. Una pareja "antigua" como la nuestra ha transitado por etapas muy distintas durante la relación. Ha viajado por los confines de las pasiones más arrebatadoras, o por la ternura y la intimidad más conmovedora. Hemos crecido juntos y nos hemos nutrido del amor que ambos somos capaces de dar y recibir. También hemos pasado por períodos de distanciamientos prolongados por enojos o desacuerdos y quizás por ritmos distintos en nuestro desarrollo; pero habíamos vivido, al inicio de nuestro matrimonio, cambios de países, una guerra, el nacimiento de nuestros hijos lejos de las familias de ambos, crisis y dificultades económicas y hasta crisis de pareja. Habíamos trabajado en terapia nuestra relación, en un proceso fascinante y doloroso que duró casi cuatro años. Así que teníamos los recursos internos para enfrentar esta nueva situación.

Para mí seguía siendo motivo de tristeza necesitar menos del placer sexual, y además tenía fantasías terroríficas de que quizás era menos femenina o menos mujer porque me faltaba un seno (que aún reconstruido seguiría faltando).

—¿Y si hubiera sido al revés? –me preguntaba mi pareja– ¿me dejarías de querer?, ¿te disgustaría el contacto físico...?

"¡Por supuesto que no!" Pero si yo misma sentía rechazo y no podía ver mi propia herida, me parecía razonable que nadie quisiera verla nunca.

Estaba insegura de mi aspecto, hacía trampas para constatar que me veía bien; por ejemplo, un día que me puse un zapato de un color y otro de otro al salir al trabajo. Pregunté a mi esposo y mis hijos "¿cómo me veo?"

—¡Te ves bien! –respondieron. No habían notado que traía los zapatos cambiados. Ante su respuesta automática hice un drama porque "ya no les importaba nada".

Por lo que he platicado con algunas amigas que vivieron cosas parecidas, la sexualidad y la femineidad pueden verse seriamente afectadas por esta inseguridad, en particular si no se tiene una relación de pareja estable. Me gustaría decir algo más para aquellas personas que se encuentren en situaciones distintas a la mía. Sin embargo, sólo podría hablar de mi propia experiencia. Por tanto, creo pertinente recomendar que si esta situación se torna muy difícil y el deseo sexual, la capacidad de entrega o la aceptación de la auto-imagen y la seguridad no se recuperan de manera saludable, en un tiempo razonable, conviene buscar ayuda terapéutica, o en grupos de apoyo.

Tener fantasías de rechazo, de falta de atractivo sexual o devaluación de la imagen corporal, me parece "normal" durante el tiempo de los tratamientos y por todo el tiempo que cada una de nosotras requiere para aceptar el diagnóstico y procesar el duelo de la pérdida de una parte del cuerpo.

En esos días me consolaba diciéndome a mí misma que llevaba cuarenta años sin anginas, treinta sin apéndice, y no me sentía para nada mutilada.

Preguntaba a mis amigas que habían perdido la matriz, si estarían dispuestas a una "reconstrucción de útero" para sentirse tan femeninas y atractivas como antes de la histerectomía. Me veían como si estuviera loca y respondían "¿Por qué reconstruir el útero si no se ve?" "¿Para qué si ya tuvimos los hijos que queríamos tener?"

Supongo que la pérdida de una parte del cuerpo que puede justificarse con argumentos como: "no se ve" o "ya no tiene utilidad", puede ser menos dolorosa o conflictiva que la de una parte como el pecho. Sobre todo, porque lo hemos convertido en símbolo sexual, de maternidad, de fortaleza, de sensualidad, de estética, de amor, de calidez y de erotismo.

La moda lo resalta porque es parte importante de la sensualidad y del deseo, los mensajes subliminales pueden funcionar mejor cuando se habla a los instintos y no a la razón.

Las imágenes que recibimos de los medios de comunicación utilizan (y tergiversan) el concepto de sensualidad y nos hacen aspirar a un tipo específico de pechos, al que poco a poco nos acostumbramos. Se nos olvida cómo son los cuerpos de las personas de entre 40 y 50 años, porque hemos abusado de la cirugía estética. En este contexto publicitario es muy difícil sentirse sexualmente atractivo o atractiva si no cumplimos con los caprichos y los dictados de la moda. Nadie quiere ser el único que "se ve mal", expulsado del paraíso de ser "moderno".

Sé que en otras clases sociales y en otras culturas o incluso grupos de edad, la gente vive su sexualidad y sensualidad de maneras muy distintas. Saberlo, es necesario para optar por un camino personal que responda a las necesidades de la vida íntima de cada uno. Para llegar a ser, siendo, lo que cada uno puede ser.

Me fui adaptando a mi nueva imagen; cuando lo hice, cuando me atreví a mirar la cicatriz y a tocarla, acariciarla, quererla; cuando aprendí a cuidar mi nueva piel con cariño y respeto, dejé de tener pena de las caricias amorosas, tiernas o eróticas de mi esposo. Extrañamente, al principio no me importaba que me hiciera las curaciones y, sin embargo, me daba pena cuando, poco a poco, nuestra vida de pareja se restablecía.

Y no fue sino hasta que decidí que mis médicos serían mujeres para proteger mi sensibilidad; hasta que dejó de importarme que mi hija me viera y me hiciera preguntas; hasta que pude ir otra vez a que me dieran masajes de relajación sin pena, hasta que me atreví a entrar en las tiendas especializadas a comprar ropa interior o trajes de baño y empecé a buscar los más parecidos a los que siempre había usado para lucir mi cuerpo. No fue sino hasta ese momento que pude sentir la fortaleza necesaria para apoyar a otras mujeres y también para descubrir con mi pareja formas nuevas y distintas de darnos amor y placer.

La femineidad no está recogida en un pecho, la sexualidad no limita su territorio a un seno; el cariño, el amor, el atractivo o la pasión abarcan espacios y usan lenguajes mucho más amplios.

La reconstrucción ciertamente ayuda a facilitar el proceso de recuperación de una sexualidad saludable, pero no creo que la felicidad y la satisfacción sexual de una persona dependan únicamente de ello, porque si toda nuestra relación está apoyada y depende tanto de un pecho, más vale que revisemos a fondo lo que pasa con nuestra relación.

MI PÁGINA PARA EXPRESARME CON TODA LIBERTAD

# Octava batalla: lo práctico, lo que se queda

> Al hierro, para forjarlo, lo meten en agua helada; el hierro gime, se queja y parece que llorara, pero después se convierte en martillo y en espada.
>
> FACUNDO CABRAL
>
> *(Facundo se curó de cáncer avanzado de colon gracias a la fe y la oración).*

Cuando nos encontramos en una situación límite en la que la vida va de por medio, reaccionamos de muchas maneras y a veces nos confundimos. Una situación así está llena de detalles minúsculos, que de pronto irrumpen en nuestra vida cotidiana y nos obligan a cambiar valores, hábitos y conductas, de manera rápida y radical. Nos obligan a dedicarles tiempo y energía, porque cada uno de ellos, por simple que parezca, es vital para el buen desenvolvimiento de la situación difícil en que nos encontramos. Este cambio afecta a todas las personas de nuestro alrededor y claro está que nosotros podemos aprender mucho de esta situación, pero también quienes nos rodean tienen la oportunidad de aprender con nosotros lecciones valiosas para su vida.

Comparte tu experiencia y permite al otro aprender de ella. Procura no desplazar tu rabia ni tu impotencia hacia las personas que quieres y que además necesitas.

Si por alguna razón nos ha tocado ser canal para que esto suceda, no vale la pena pelearse demasiado con el rol: es mejor aprender lo que hay que aprender y permitir que otros hagan lo mismo.

Podemos vivir este viaje —independientemente del destino que tenga— sufriéndolo como víctimas o como una experiencia de crecimiento.

La medicina contra el cáncer es agresiva y sus efectos colaterales varían mucho, desde los transitorios hasta los permanentes.

Transitorios son, por ejemplo: la baja de plaquetas y nutrientes de la sangre durante los tratamientos, la caída del cabello, disminución o aumento de peso, la presión alta, la hipersensibilidad o el insomnio, las quemaduras de la piel durante las radiaciones, entre otros. Ayuda mucho, si tenemos dudas, preguntar al médico; porque cuando sabemos que algo es transitorio, aunque sea incómodo, estamos dispuestos a sobrellevar mejor ese momento difícil.

Intenta cultivar la paciencia y la tolerancia.

Sin embargo, yo me descubrí más preguntona de lo conveniente, y quizás podría haberme ahorrado la pena de sentir mucho de lo que sufrí. Pero como los médicos norteamericanos dicen todo lo que puede llegar a pasar aunque no suceda, los pacientes a veces quedamos programados para tener estos síntomas y complicaciones.

Para fines de investigación, los médicos manejan cifras y estadísticas; pero son sólo eso: estadísticas. Los pacientes somos personas y no números; y a nosotros nos toca recordar esto.

Es bien sabido que a la palabra médico le damos mucho poder, porque lo consideramos autoridad; y, en materia de cáncer, tal vez lo sea. Pero no lo es en relación con nuestra psique ni con nuestro cuerpo, aunque su influencia puede llegar a ser definitiva.

> El médico sabe de la enfermedad, de nuestro cuerpo sabemos nosotros. La curación y el tratamiento se hacen en equipo.

Hay estudios que intentan explicar la interacción médico-paciente. Se ha medicado con placebos a algunos pacientes, y éstos han respondido a la sugestión que el médico ejerce sobre ellos, para bien o para mal.[15]

En algunos casos, las conversaciones de los médicos en las salas de operaciones son escuchadas de forma inconsciente por el paciente anestesiado. Lo que el paciente escucha tendrá una relación directa con su recuperación después de la cirugía. Por eso ahora, en algunos hospitales, están usando música de fondo relajante durante las cirugías, y los médicos hablan de asuntos que pueden ayudar a sus pacientes a una mejor recuperación.[16]

En mi caso, siempre he sido un poco aprehensiva con mi salud, un poco hipocondríaca. Durante los tratamientos tenía la tonta fantasía de que si no me pasaban todos los posibles efectos colaterales de la larga lista de posibilidades, quizás el tratamiento no estaba surtiendo su mejor efecto. Por supuesto, estaba equivocada.

> Intenta distinguir qué son fantasías y qué realidad para trabajar sobre tu miedo, porque lo que hay detrás de cada miedo es una fantasía terrorífica.

Hoy es posible minimizar los efectos y sufrimientos de los tratamientos, si nos ocupamos de observar nuestro cuerpo sin miedo, con confianza, para reconocer los efectos que producen en nosotros. La quimioterapia va a hacer lo que tiene que hacer, tengamos o no molestias. De hecho, podemos programarnos a la inversa y visualizar cómo recibimos el tratamiento, minimizando los síntomas y maximizando los efectos curativos de los medicamentos, usando las técnicas de escucha subliminal, hipnosis o autosugestión. Tengo un amigo que ni siquiera perdió el cabello durante el tratamiento.

> Las técnicas de visualización son fantasías guiadas de efecto muy poderoso. Puedes hacerlas con ayuda de alguien o inventar las propias; puedes también practicar las afirmaciones frente al espejo o trabajar con los casetes de escucha subliminal.

Cuando estaba en quimio, Lucía, una amiga naturista, me dio a tomar té de perejil. Al día siguiente de tomarlo empecé a tener una fuerte hemorragia. No quería internarme; mi médica se rió cuando le dije que quizás la hemorragia era por el perejil y no por la quimio. Me puso en reposo y me dio doce horas para controlar la hemorragia eliminando el perejil. En caso de que no fuera así, debería internarme.

Inmediatamente llamé a Lucía. Ella estaba segura de que el perejil había contribuido a la hemorragia, así que me pidió que me pusiera en el vientre toallas mojadas en agua fría y alcohol y que me comiera todo el chocolate que pudiera, chocolate en cualquier forma, menos caliente. Este tratamiento era bastante más agradable que el hospital, así que mi esposo y yo decidimos comer chocolate por doce horas.

A las seis horas la hemorragia era leve y a las diez horas había desaparecido. No sé bien si sólo fueron el perejil y el chocolate, pero sí sé que mi cabeza y mi corazón estaban decididos a no ir al hospital.

> Toma decisiones a nivel consciente; ello te ayuda a llevarlas a cabo de mejor manera.

Hay investigaciones muy serias que comprueban que nuestra actitud frente a la enfermedad y el tratamiento significa mucho para la curación y sobre todo para nuestra calidad de vida.

Ahora, los efectos colaterales permanentes de la medicina contra el cáncer varían según el tipo de tratamiento. Los primeros y más evidentes efectos son los cambios que se hacen mediante la cirugía, aunque existe también la cirugía plástica y reconstructiva. Es una decisión personal de cada paciente si se somete o no a una de estas intervenciones y en qué momento lo hace. A veces se puede hacer durante la operación misma. Otras veces se hace después de los tratamientos y de las radiaciones.

Hay varias técnicas de cirugía plástica y reconstructiva. Para elegir la mejor conviene, en cada caso, consultar al médico oncólogo y también al cirujano.

> Si lo crees conveniente, consulta más de una opinión. Es tu derecho.

Hoy en día los senos reconstruidos quedan muy bien. Tengo amigas que se han operado ambos, porque la cirugía les había quedado mejor que su seno natural.

También tengo amigas que no piensan reconstruirse, porque cuando finalmente lo podían hacer estaban ya hartas de hospitales y médicos. Creo que esto depende mucho de la edad de la paciente y de su vida en pareja o su sexualidad en general, así que no hay una receta o un camino único para seguir.

> El camino para cada persona sólo puede conocerlo y dictarlo su auto-observador.

Si una mujer ha decidido no reconstruirse, debe estar dispuesta a explorar con sana paciencia el mercado de ropa interior, trajes de baño, vestidos de noche y otras prendas escotadas, para encontrar las que puede adaptar a la prótesis que usa.

Es muy importante usar la prótesis correcta. Hay una variedad inmensa: desde las hechas en casa, hasta las de marca o manufacturadas especialmente para cada caso. Los precios varían notoriamente. Hay prótesis que se adhieren a la piel y no necesitan de brasier. Sirven muy bien para vestidos de noche con escote en la espalda. Hay otras muy resistentes, para nadar o para estar en la playa. Hay unas muy suaves, útiles para dormir.

En México es más difícil encontrar este tipo de prótesis que en Estados Unidos. Allá las manejan y anuncian como cualquier otro producto comercial, en el directorio telefónico, en los consultorios médicos y otros lugares. En nuestro país apenas las empiezan a vender, aunque en algunos casos lo hacen todavía de manera casi clandestina y esto complica la situación. Lo bueno es que podemos conseguir toda la información necesaria en el grupo RETO. Esta exploración del mercado puede volverse frustrante o ser bastante divertida. Es más recomendable ir a las tiendas especializadas cuando se está descansada y de buen humor, para disfrutar de la compra. A veces, después de la reconstrucción se requiere de pequeñas prótesis; todo depende de cómo han quedado los tejidos después de los tratamientos.

Otros efectos permanentes de los tratamientos puede ser la menopausia adelantada, por la inhibición de la producción de estrógenos. Existen medicamentos que ayudan a disminuir los síntomas de la menopausia como los bochornos, que en realidad son los mismos de la menopausia normal. Sin embargo, una mujer que ha tenido un diagnóstico de cáncer no puede tomar estrógenos ni ninguna otra hormona, porque son factores de riesgo.

Hay medicamentos alternativos y también dentro de la medicina alternativa hay tés y una variedad de buenos consejos como los baños de asiento con agua fría, o el uso del abanico, entre otros.

Las paredes de la vagina pueden resecarse o adelgazarse por la falta de estrógeno. Si éste es el caso, en el mercado existen muchos lubricantes. La medicina alternativa sugiere el uso de aceites e hidratantes naturales, como el aceite de almendras dulces, la vaselina natural o la glicerina. Beber mucha agua y tomar vitamina E ayuda mucho.

Una mujer que está en la menopausia, por el uso de medicamentos inhibidores de estrógeno no puede embarazarse porque sus ovarios involucionan, pero al igual que cualquier otra mujer debe hacerse chequeos ginecológicos con regularidad, sobre todo porque el endometrio podría engrosarse demasiado y porque estos medicamentos aumentan el riesgo de cáncer de útero.

Responsabilízate de tu propia salud.

El Tamoxifén puede favorecer el crecimiento del vello facial, pero afortunadamente esto no es problema, pues existen cremas para depilar o cera, y también la depilación definitiva con el sistema de electrólisis, en el consultorio de un dermatólogo.

Es necesario tener cuidado con los efectos emocionales que la menopausia temprana pudiera producir; es recomendable buscar ayuda si hace falta.

> Es fundamental atender la parte emocional con el mismo cuidado con que atiendes la parte física.

Las mujeres que no toman inhibidores de estrógeno y que aún menstrúan, tienen la posibilidad de quedar embarazadas. Por lo tanto, si quieren usar algún anticonceptivo, deberán consultar al médico oncólogo. Estos medicamentos no deben auto-recetarse en ningún caso.

Si en la cirugía se han perdido ganglios linfáticos, el brazo puede llegar a hincharse por la acumulación de líquidos. Es necesario recuperar el movimiento lo antes posible para evitar complicaciones, y también mantenerse haciendo ejercicio con este brazo, sean los que recomiendan el médico y los grupos de voluntarias, o bien la natación o la gimnasia.

> La autodisciplina, más que castigo, es una virtud, ¿no te parece?

La disminución (o pérdida) de la sensibilidad alrededor de la cicatriz o de la axila es normal.

No conviene cargar más de cinco kilos con este brazo para evitar acumulación de líquido. El brazo ha quedado sensible a infecciones por falta de irrigación linfática, así que hay que tener cuidado con las quemaduras, los raspones, el trabajo de la manicurista (no debe cortar la cutícula alrededor de las uñas). Incluso para los análisis de sangre o vacunas, es mejor usar el otro brazo y no correr riesgos innecesarios.

> Hay riesgos necesarios y otros inútiles: procura valorar y distinguir unos de otros.

Un efecto de la quimioterapia es el adelgazamiento de las venas, lo que a veces dificulta los análisis o los tratamientos. Existen varios tipos de catéteres disponibles y los médicos están capacitados para recomendar a cada paciente el que le funcionará mejor. Para los análisis de control no es necesario el uso del catéter, pero si las venas quedaron afectadas, conviene tomar muchos líquidos la noche anterior a los análisis y aplicarse compresas calientes o tibias diez minutos antes de tomar la muestra de sangre.

Después de la radiación, la piel recupera su aspecto casi normal. A veces, en el transcurso del tiempo, se rompen pequeños vasos sanguíneos cercanos a la superficie de la piel, pero esto no representa ningún problema de tipo médico.

La piel ha quedado sensible a los jabones o lociones fuertes o abrasivas, los jabones neutros o de bebé funcionan muy bien y algunos tienen un olor agradable.

Como la piel también ha quedado extremadamente sensible a los rayos del sol, es recomendable usar siempre filtros solares con un nivel máximo de protección contra los rayos ultravioleta; también es conveniente el uso de cremas hidratantes, y aplicarlas con cariño y amor hacia una misma. Esto ayuda a recuperar la autoestima y a integrar de mejor manera nuestra nueva imagen corporal.

Puede servirnos como un nutritivo ritual de auto-afirma-ción.

Una de las cosas que se quedan para siempre es el fantasma de una recurrencia. Este miedo puede vivirse de mejor manera acudiendo a los controles y chequeos con regularidad y puntualidad, aunque los mismos chequeos pueden avivar el miedo o evocar momentos de impotencia y dolor. Sin embargo, sabemos que la mejor manera de tranquilizarnos y estar seguras de que no tenemos un problema interno es acudir puntualmente a hacerlos. Lo exterior lo vemos solas en la regadera y en el espejo. Estas revisiones personales son necesarias, pero debemos cuidar que no se vuelvan una obsesión.

Trabaja sobre este fantasma, ya sea en diálogo interno o representándolo frente al espejo; dibujándolo o bien con el grupo de apoyo; con el amigo o amiga de confianza o con el terapeuta. Es necesario que mantengas al fantasma en su tamaño y proporción en relación con la situación y que no le permitas crecer, ni que te invada.

Cuando estoy a pocos días de ir a los chequeos, empiezo a tener fantasías terroríficas y a pensar demasiado en el cáncer. Para evitar la auto-compasión y el exceso de pensamientos negativos me gusta llenar mi agenda de actividades gratificantes como leer una novela que me apasione tanto, que no me permita pensar en otra cosa, o dedicarme a la cerámica durante horas.

En el caso de que en verdad apareciera una recurrencia en alguno de estos controles, sabemos también que es más fácil pelear contra un pequeño tumor en sus primeras etapas, que esperar a que sea mayor.

La periodicidad de los controles la deciden el paciente y el médico. Conozco personas que se han tratado con medicina alternativa solamente y, sin embargo, acuden de manera regular y puntual a los chequeos que ofrece la medicina convencional y la tecnología de punta.

La experiencia con esta guerra puede devastar a una familia, y quizás romperla. En este caso, la ayuda psicológica profesional es urgente. Mi hipótesis personal al respecto es que el cáncer no rompe nada que no estuviera ya en un camino de autodestrucción o de alejamiento de la pareja. Por el contrario, familias estables encuentran en la convivencia confrontadora de la lucha contra el cáncer, un reforzamiento de su amor y su unidad.

En todo caso, si lo que sucedió a partir del diagnóstico es que el proceso de ruptura se aceleró, pues *al mal tiempo buena cara* y *al mal paso darle prisa*. Es más sano y mejor no permanecer en una relación que no nos permite crecer. Quizás, incluso, este estado de insatisfacción o de *impasse* tuvo que ver con la formación del tumor.

No es fácil pelear esta guerra estando sola, pero la soledad acompañada tampoco ayuda mucho, así que salirse de una relación que ya no produce vida y que ya no permite el desarrollo creativo de la pareja y, tal vez tampoco de los hijos, puede ser un camino de curación.

Me he dado cuenta de que nadie está tan solo como cree. Ahí están las mujeres de RETO, de *Reach to Recovery*, de las iglesias, templos y comunidades, dispuestas a tender su mano gratuitamente para ayudar; pero hay que hacer el esfuerzo de ayudarse uno mismo y pedir. Nadie puede adivinar nuestras necesidades si no hablamos con claridad y precisión.

Las personas que hemos estado cerca de la muerte por tiempos más o menos prolongados, gozamos de la expansión de nuestro ser interior, de un gusto por la vida que involucra desde las cosas aparentemente inútiles y triviales hasta los estados de éxtasis y acercamiento a la fe y lo sagrado, aunque a veces sea para reclamar.

> Reclamar significa asertividad, reconocer que nos merecemos algo mejor y entonces hacer el esfuerzo para conseguirlo.

Pero la expansión de nuestro ser interior también tiene un efecto colateral permanente que debemos conservar a toda costa: el AMOR a la vida, cada segundo del día y de la noche. En cada situación estamos más sensibles y perceptivos que antes, y que otros. Sin embargo, nada vulnerables; más bien, fortalecidos.

> *Un discípulo de Nasrudin estaba un día golpeándose fuertemente la cabeza contra una roca del camino. En este momento Nasrudin pasó por ahí y con sorpresa le preguntó: "¿Por qué estás haciendo esto?" "Porque se siente un gran alivio cuando dejo de hacerlo", contestó el discípulo.*
>
> OMAR ALÍ SHAH

MI PÁGINA PARA EXPRESARME CON TODA LIBERTAD

# Novena batalla: de aquí en adelante

"Cierra los ojos y sube la escalera", ordenó
la voz. "No veo ninguna escalera", dijo el
leñador.

"Haz lo que te digo", ordenó la voz. El
leñador cerró los ojos y levantando el pie
derecho comenzó a subir lo que parecía
una escalera que se movía rápidamente
bajo sus pies.

"Abre los ojos", le ordenó la voz. De pronto
el leñador se encontró como en un
desierto con el sol quemante sobre sus
hombros y rodeado de miles de piedrecillas
de colores.

*Fragmento de la Historia de Muskil Gusha*[17]

No quiero decir que todas las mujeres que están en esta situación deben conocer a Juan, si bien es cierto que ha ayudado a algunas otras personas. Él no se considera un sanador o un curandero. Tampoco quiero decir que todas las mujeres en esta situación deberían tomar Tamoxifén o que es necesario viajar a países exóticos, ir a hospitales norteamericanos. En realidad, lo que he querido decir, porque lo necesito, es mi historia. Porque quizás algunas mujeres o sus familiares y amigos, o personas que padecen puedan encontrar aquí métodos de auto-ayuda, para completar o trazar el camino personal que cada uno necesita seguir, y hacerlo de la mejor manera posible.

La mejor medicina puede ser la ayuda que nos damos a nosotros mismos con nuestras actitudes frente a la enfermedad.

Creo que lo que pasa en el universo tiene sentido, creo que hay una fuerza mayor diseñando un plan, aunque a veces nos parezca incomprensible o caótico. De hecho, dentro del mismo caos hay un orden implícito, inherente a él, que nos cuesta trabajo ubicar y reconocer, pero que nos mantiene unidos, de manera paradójica.

No podemos dar lo que no tenemos y al mismo tiempo sólo recibimos lo que damos. Por esto somos responsables de todo lo que nos pasa. Para esto tenemos libre albedrío.

No podemos culpar a nada ni a nadie de lo que nos pasa. Es necesario tomar decisiones usando nuestro libre albedrío de la mejor manera posible. Un parámetro importante a la hora de decidir es la ética. Los caminos abiertos que tienden hacia la flexibilidad, la transformación y la vida son los más seguros.

En síntesis quiero decir que:

Cada quien es responsable de su salud en todos los niveles. Esto no es gratuito y hay que trabajar con uno mismo para obtener lo mejor posible.

Debemos fortalecer la autoestima y la confianza en uno mismo.

Podremos conocernos mejor si cultivamos al propio auto-observador y entendemos nuestros sentimientos y necesidades.

Se puede responder de manera autónoma a la gran mayoría de nuestras necesidades, y si alguna vez las cosas no salen como nosotros queremos es porque no estamos solos: estamos conectados y formamos parte de todo el universo, con los otros. Así que la aceptación, la casi sumisión a veces es necesaria.

No hay que dudar en acudir a expertos para pedir opiniones. Y tampoco hay que tener miedo de autoexaminarse de manera rutinaria, aunque no obsesiva.

Debemos intentar fortalecer la fe en nosotros y en los otros; se trata de saber DAR, y de manera abierta y humilde, RECIBIR.

Podemos confiar en el universo y en el Plan Maestro que rige el cosmos o en las fuerzas o en el universo cuántico, o en la fuerza del amor incondicional, o en lo que para cada uno de nosotros es Dios. Después de todo, son estas fuerzas las que nos han traído hasta aquí y las que nos seguirán llevando a cualquiera que sea nuestro destino. La fe puede ser un estado permanente de disponibilidad, para permitir que estas fuerzas fluyan y funcionen en y con nosotros. La fe puede ser una intención clara y precisa hacia la cual dirigimos toda nuestra energía. La fe puede ser un estado constante de gratitud: todo esto y más puede ser la fe.

Necesitamos vernos a nosotros mismos como parte de un proceso evolutivo universal y cósmico que no empezó ahora ni en nuestro cuerpo, y que tampoco va a terminar ahora o con nuestro cuerpo. Un proceso evolutivo trascendente, en el que cada uno de nosotros hace su aportación a veces de manera inconsciente y otras veces no, ayuda a minimizar el miedo y la angustia. Como diría Juan, somos piezas al mismo tiempo que jugadores.

Considero importante mantenerse siempre como un buscador creativo permanente, pues como dijo Jesús: "Busca y encontrarás; llama y se abrirá la puerta". Entonces buscamos y cuando encontramos, actuamos.

Podemos intentar realizar actividades u objetos originales aunque parezcan extravagantes, pero que respondan a nuestra voz interior, sin poner tanta atención al juicio o a la crítica externa. Más bien, intentar convertir a nuestro juez interior en un juez misericordioso y generoso con nosotros y hacia los demás.

Tenemos la oportunidad de disfrutar de la vida hoy, obsequiándonos a nosotros mismos con pequeños placeres saludables, como comer algo que nos gusta, tener un animalito y cuidarlo, escuchar música que nos agrada, estar en compañía de personas que nos nutren, estar en contacto con la naturaleza, leer lo que nos interesa, contemplar el amanecer, el anochecer o la luna, aspirar un perfume o gozar un par de zapatos.

Busquemos comportarnos de la manera más ética, creativa y flexible posible.

La vida nos permite conseguir un grado importante de autodisciplina, para cultivar hábitos de buena salud como el ejercicio, el descanso, la calma interior, la meditación y la buena alimentación, entre otros.

Si encontramos algo valioso en nuestra búsqueda, podemos compartirlo generosamente con los demás.

Tenemos libre albedrío, algunos creemos que la vida en el planeta es parte de un proceso evolutivo mayor, y que participar en este proceso tal vez ha sido una opción personal. Nuestra vida se expande con base en el nivel de creatividad, ética, productividad y capacidad de amar de cada persona, y de acuerdo con su misión individual.

La muerte puede ser hasta cierto punto una opción adecuada cuando dejamos de lado de manera consciente o inconsciente la tarea de cuidarnos y cuidar a los demás; cuando dejamos de producir creativamente y de impulsar la evolución y nos deprimimos volviéndonos parásitos que se nutren solamente de la creatividad de otros; cuando dejamos de manifestar nuestro amor en acciones concretas que signifiquen crecimiento personal y de grupo.

Para los investigadores científicos, el amor es solamente una producción acelerada de hormonas específicas que cambian la química de nuestros cerebros. ¡Qué más da que sea así, si de todas maneras para producir este cambio tan significativo y saludable tenemos forzosamente que hacerlo en compañía de otras personas!

Creo que mi caso ha sido un éxito porque he aprendido y porque cada minuto que le ganamos la batalla a la enfermedad puede considerarse de esta manera. Me he dado cuenta en estos años de que hay muchos más casos exitosos o milagrosos de lo que creemos. Cuando el doctor P.C. Round quiso hacer su tesis de doctorado investigando sobre esto, lo que más trabajo le costó fue encontrar a una población de por lo menos diez o quince personas que pudieran relatar sus historias y su forma personal de elaborar el milagro, porque estos pacientes estaban borrados de los expedientes de los médicos y no están considerados en las cifras y las estadísticas de las investigaciones científicas. ¿Por qué? Porque también utilizaron la medicina alternativa, además de los tratamientos científicos. Sin embargo, en términos de investigación, las variables aumentan de tal forma que son incontrolables y, por lo tanto, es imposible tomarlas en cuenta.

Además, las personas que trabajan con medicina alternativa no llevan registros tan precisos y muchas veces borran de sus anotaciones a los pacientes que combinaron quimioterapia o radiaciones con sus métodos alternativos.

Las personas que han logrado rebasar por mucho tiempo las expectativas de los médicos tienden a reservar para ellos mismos las reflexiones sobre el por qué pasa o cómo pasa esto. En primer lugar, porque son cosas que no siempre se pueden explicar por las vías convencionales de la comunicación. Pero también, porque se perciben como experiencias sagradas y delicadas, que no conviene manosear o exponer más de la cuenta y prefieren ayudar a otros haciendo más que diciendo. Gran parte de la literatura que integra el trabajo científico y místico de la curación ha sido relatada por médicos y curanderos flexibles, por familiares, amigos o acompañantes, por observadores, y muy poco por los pacientes. No obstante, en estos relatos de éxito hay un fino y sutil hilo conductor con que se comunican los pacientes entre sí: aparecen como constantes la fe, el espíritu de lucha, la alegría y el optimismo, un grado importante de certeza y calma interior, una fuerte autoestima, la autodisciplina, el cultivo constante y permanente de un auto-observador, flexibilidad, aceptación y capacidad de dar, de recibir, de saber pedir ayuda y de amar.

Podemos cultivar esto, descubrir otras cosas y hacer con nuestro tiempo lo mejor que podamos, de la mejor manera que podamos; porque el tiempo y la energía de todos nosotros son limitados.

# Para siempre, con amor

Esta nota es especial. La escribo pensando en todas aquellas personas que me dieron su ayuda en los momentos más difíciles de mi vida. Algunas, porque estuvieron cerca de mí; otras, porque oportunamente se alejaron y respetaron mi privacía y mi intimidad.

Algunas, porque cocinaron, compraron y atendieron los asuntos cotidianos de mi casa y mi oficina; otras, porque fueron pacientes y supieron esperar hasta que estuve fuerte y pude atenderlas.

Algunas, porque me dieron flores, libros y tarjetas hermosas; otras, porque me invitaron a participar en proyectos a futuro y con eso pude darle sentido nuevo a mi lucha y a mi vida.

Algunas, porque rezaron por mí; otras, porque confiaron en mi fortaleza y nunca se acercaron a mí como a una enferma sino más bien como a una guerrera.

Algunas, porque se acercaron a mí con historias de curaciones milagrosas y con esto aumentaron mi fe; otras, porque se callaron y guardaron el silencio necesario en el momento oportuno.

Algunas, porque han estado en mi vida desde el día en que nací; otras, porque aparecieron en el momento, el tiempo y el lugar precisos.

Sin embargo, mi agradecimiento más profundo es para mi esposo y mis hijos; quiero que sepan que noté (y noto) todos sus esfuerzos y todos los actos heroicos que hicieron y hacen conmigo. Recuerdo sus caras al salir de la biopsia o de la cirugía, siempre los primeros esperándome.

Recuerdo las sesiones de terapia familiar, recuerdo cómo, de manera muy discreta, cambiaban los canales de la televisión o del radio procurando que la información que recibía fuera siempre de esperanza.

Recuerdo detalles como las ceremonias de "cambios de guardia" en el hospital, sutilezas como las pláticas de sobremesa, los chistes, los comentarios y las opiniones de cada uno.

Recuerdo la forma elegante en que filtraban las llamadas telefónicas desgastantes o las visitas tensionantes. Recuerdo las críticas, los regaños y la retroalimentación que me dieron (y me dan) para ayudarme a no caer en un estado de lástima por mí misma.

Recuerdo cómo llegó a la casa el cuadro que adorna nuestra sala.

Por supuesto que recuerdo los apapachos durante los análisis y las quimioterapias, recuerdo el día en que papá probó la aguja en su dedo para decirme: "ésta no duele, ¿ves?"

Les agradezco desde el fondo de mi alma saber que lloraron mucho y saber que lo hicieron en forma silenciosa para no afectar mi propio llanto.

Les agradezco cada vez que preguntaron sigilosos "¿cómo te puedo ayudar?", "¿qué necesitas?" Cada vez que, antes de la quimio, dijeron: "¡Ya estamos listos!"

Le agradezco a mi yerno nuestro encuentro casual en el aeropuerto y el apoyo que le da a mi hija con su amor.

A mis hijos les agradezco su sangre. Cada piquete y cada transfusión la llevo conmigo minuto a minuto. Es como si esa vida que en algún momento dependió de mí, dejara de depender para convertirse en un acto compartido para la eternidad.

De lo que puedo decir con palabras, he dicho todo lo que hasta hoy me es posible decir. Lo que me queda es la posibilidad de actuar. De aquí en adelante, vivir llena de gratitud, de fe, de amor y de esperanza, para servir en compañía de mi familia, mis colegas, mis 786 amigos y Dios.

### Inmortalidad

*El honor del hombre es su aprendizaje.*
*Los sabios son antorchas que iluminan el camino*
*de la verdad.*
*En el conocimiento yace la oportunidad del hombre*
*para lograr la inmortalidad.*
*Mientras que el hombre muere, la sabiduría*
*vive eternamente.*

ALÍ

# Para una referencia completa, consulte la Bibliografía.

1  Chamalú Munamauta, *Pachamama. El despertar de la guerrera.*
2  Idries Shah, *El caballo mágico.*
3  X. Escalada S.J. *Meditación profunda.*
4  A. de Saint-Exupéry, *El Principito.*
5  Idries Shah, El jinete apresurado, en *Cuentos de los Derviches.*
6  I Ching. *El libro de las mutaciones.*
7  Vea el directorio, al final.
8  Sidur. *Ritual de oraciones para todo el año.*
9  Idris es el Enoc musulmán. Consulte el *Corán*, 19:57.
10  Quibla es la dirección hacia donde está la Meca.
11  *Poemas sufíes.*
12  Neill, A.S., *Hijos en libertad.*
13  Sus textos están citados en la bibliografía y son económicos y fáciles de adquirir.
14  Idries Shah, *El caballo mágico.*
15  Cousins N., *Anatomía de una enfermedad.*
16  Algunas referencias a estas investigaciones pueden consultarse en la revista *Time*, volumen 147, num. 26, 24 de junio de 1996.
17  Idries Shah, *El caballo mágico.*

## En español:

Omar Alí Shah, *Pláticas para el nuevo pensamiento en Occidente*, Ansar Ediciones, España, 1992.

Cousins, N., *Anatomía de una enfermedad*, Kairós, España, 1970.

Chopra, D., *Curación cuántica*, Planeta, México, 1990.

Castaneda, C., *Las enseñanzas de Don Juan*, Fondo de Cultura Económica, México, 1974.

Dethlefsenn, T. y Dahlke, R., *La enfermedad como camino*, Plaza y Janés, España, 1993.

Dossey, L., Cousins, N., May R. Kubler Ross, E., Dass, R. y otros, *La nueva salud*, Kairós, España, 1990.

Escalada, X., *Meditación profunda*, Librería Parroquial, México, 1984.

Hay, Louise L., *Tú puedes sanar tu vida*, Diana, México, 1984.

Hiltrud, L., *Aprende a respirar*, Integral, España, 1993.

Ibañez de Oropeza, E., *Volver a vivir*, Trillas, México, 1992.

Manzano, A., selección, *Poemas sufíes*, Hiperior, 1988.

Munamauta, C., *Pachamama. El despertar de la guerrera.* Editora y distribuidora Yug, México, 1995.

Neill, A.S., *Hijos en libertad*, Gedisa, México, 1991.

Reich, W., traducción y edición, *I Ching. El libro de las mutaciones*, Hermes, México, 1986.

Saint-Exupéry, A. de, *El Principito*, Editores Mexicanos Unidos, México, 1996.

Idries Shah, *El caballo mágico*, Colección Claridad, Número 1, Foto Edisa, Argentina, 1977.

Idries Shah, *Cuentos de los Derviches*, Paidos Orientalia, México, 1994.

Weiss, L.B., *Muchas vidas, muchos sabios*, Javier Ver-gara, Argentina, 1990.

*Sidur. Ritual de oraciones para todo el año*, Consejo Mundial de Sinagogas, 1965.

## En inglés:

Achterberg, J., *Imagery in Healing*, New Science Library, Boston, 1985.

García, J.D., *Creative Transformation*, E.U.A., 1990.

Kubler-Ross, E., *On Death and Dying*, MacMillan Publishing Co., E.U.A., 1970.

Moyers, B., *Healing and The Mind*, Doubleday, E.U.A., 1993.

Ornstein, R. y Sobel, D., *Healthy Pleasures*, Addison-Wesley Publishing Company, Inc., E.U.A., 1989.

Roud, P.C., *Making Miracles*, Warner Books, E.U.A., 1990.

Siegal, B., *Love, Medicine and Miracles*, Perennial Library, Harper and Row Publishers, E.U.A., 1988.

Simonton, O.C., *Getting well again*, Bantam Books, E.U.A., 1978.

Esta obra se terminó de imprimir
en octubre de 2007, en los Talleres de

*IREMA, S.A. de C.V.*
*Oculistas No. 43, Col. Sifón*
*09400, Iztapalapa, D.F.*